世界一効率がいい
最高の運動

運動1分鐘＝45分鐘 HIIT訓練全書

全世界醫生都矚目的劃時代運動法，
一天4分鐘，讓你**降三高**、**釋放疲勞**、
增強腦力、**肌肉也會變結實**

日本東海大學醫學系內科教授
川田浩志——著
福池和仁——運動監修　**陳光棻**——譯

前言

每次健康檢查時，即使被醫生告誡「要定期運動」，但就是覺得運動很麻煩，遲遲無法開始……

一直對腰間的贅肉視而不見，然而這些贅肉的存在感卻日益強烈，想減肥卻不知道該從哪裡開始……

過去雖然定期運動，但因為工作或生活太過忙碌，已經沒辦法擠出完整時間運動……

挑戰過減肥、慢跑、上健身房，但總是三天捕魚、兩天曬網不了了之……

「咦？這不就是在說我嗎？」如果你有這樣的自覺，我要告訴你一個天大的好消息。

有一種夢幻的運動方法，每週只要在家中做兩、三次，一次短短四分鐘，就能達到減肥、肌力訓練、提升肌耐力的效果，還有助於改善血糖值或血壓。

它的名字就叫做HIIT。

HIIT是「High Intensity Interval Training」的略稱，是一種以短暫間隔交互進行高強度（高負荷）運動與休息的獨特訓練方法。

這是約一百年前開始，由部分運動員所實踐的訓練方法。

自二〇〇〇年前後以來，因科學上的實證增加，HIIT在運動的領域裡漸漸獲得廣泛的認同，在這一、兩年，更有接二連三的研究結果顯示，HIIT能夠非常有效地促進一般大眾的身體健康、也有助於疾病預防與復健等方面。

現在，HIIT成為了全世界的醫生都矚目的運動方法。

更驚人的是，HIIT不光有所需「**時間超短**」這個優點，還能夠**同時獲得「有氧運動」與「無氧運動」這兩種運動的效果**，堪稱是一舉兩得的運動方法。

所謂的「有氧運動」是指有助於燃燒脂肪，能夠減肥、增強體力，如健走或慢跑等會吸入氧氣的運動。

另一方面，「無氧運動」則是指能夠提升肌力與瞬間爆發力，像是肌力訓練或短跑等瞬間爆發型的運動。請回想看看，當你進行肌力訓練時，用力的瞬間，呼吸是停止的對吧！

一般來說，「有氧運動」與「無氧運動」是不同的訓練菜單，為了讓這兩者能夠均衡進行，勢必需要時間與耐心。

尤其「有氧運動」特別花時間。即便你想試著開始跑步，但當你知道「為了達到燃燒脂肪的效果，你必須跑上二十～三十分鐘」之後，想必很多人都會躊躇不前才是。

關於這點，**HIIT可以同時達成有氧運動（燃燒脂肪）與無氧運動（肌力訓練效果）的效果，而且與個別訓練相比，HIIT只要花極少的時間就能完成。**

「不會吧，怎麼可能有那麼好的事……」

或許很多人會這麼想，我也一樣，當我第一次聽到HIIT的效果，雖然深感興趣，但這些說詞實在太過無懈可擊，也讓我不禁在心中懷疑這些話的可信度。

我心想「第一，或許對運動員有效，但對沒有運動習慣的人來說效果如何呢？」我是醫生，也是科學家，我的基本立場是，在親眼確認客觀數據之前，無論什麼事都絕不囫圇吞棗。

然而，在我調查過關於HIIT的種種研究報告與學術論文之後，我的疑問已經一掃而空。

現在，HIIT的體質改善效果已獲得科學上的證明。尤其，在進入二〇一八年後半之後，HIIT相關的調查研究結果接連出爐，全都證實了HIIT的效果（關於這些數據主要會在CHAPTER3裡提出）。

現階段，在花費同樣的時間成本上，我不知道還有哪個運動方法成效比HIIT要更好。

工作、家事、育兒、朋友交際、興趣等，對於總是被時間追著跑的現代人來說，我確信**HIIT是「最強最短的運動方法」**，希望各位一定要認識HIIT。抱著這個想法，我下定決心這次要出版本書。

或許有些人會因為自己沒有運動習慣而不安，擔心「我真的做得到嗎？」，但請放心。

HIIT運動有個特徵，譬如以二十秒而言，就以二十秒為一個單位，在這一個單位內快速運動。

就算體力不夠，一開始能做到的次數較少，也完全沒關係。只要在體力跟上後，按照比例慢慢提高負荷就好，所以是不用勉強也能持續做一輩子的運動方法。

可能會有人懷疑「話雖如此，但真的有效嗎？」

因此本書當中，除了提出科學上的證據外，也與五位平日為運動不足所苦、三十至五十歲的男性合作，請他們實際體驗HIIT。體驗者一開始也都半信半疑，但最後，他們成功地減輕了體重、降低體脂肪、提升肌力……。封面上的照片，正是來自其中一位體驗者。

各位覺得如何呢？是不是也躍躍欲試了呢？

那麼就讓我詳細地介紹這個夢幻的運動法——HIIT的效果、效能與方法吧。

東海大學醫學系內科教授　川田浩志

[目次]

Chapter 2

用超短時間就能保證成果的鍛鍊法「HIIT」

Chapter 3

最新研究揭祕！從科學角度看HIIT的效果！ …… 81

Chapter 4

首先一天四分鐘！在家就能做的HIIT課表

Chapter 5

在更短時間內達成效果！強化HIIT的飲食方法……193

CHAPTER 7

為什麼醫生總是說「要多運動」？

1 人生一〇〇年時代，最重要的事是？

二〇〇七年在日本出生的孩子，其中約有半數都能活到一〇七歲。這個令人震驚的數據由大熱門暢銷書《100歲的人生戰略》提出[1]，也因為這本書的影響，最近在閒聊時也開始常常聽到「人生一〇〇年」這個說法。

政府也提出了「人生一〇〇年時代構想」，討論教育與勞動的理想樣貌。畢竟，日本是世界第一的長壽大國，當然希望有愈來愈多這樣的討論。

不過，身為醫生我有一點擔憂的是，當人生一〇〇年這個說法開始淪為一句空話時，結果可能會讓不少人誤以為就算什麼都不做，大家都能長壽。

前些日子，在某個宴席上，一位同年代的朋友一邊咯吱咯吱地搔著變大的肚子，一邊笑著說：「都說是人生一〇〇年了。晚年的四十年要做些什麼呢？不如重組學生時代的樂團，以職業樂團為目標好了！」而這位仁兄，並沒有運動的習慣。

我不是說這位朋友就不會長壽。

不過，為了讓健康且活力十足的幸福生活維持得更久一點，基本上「每個人累積微小的努力」是非常重要的。

我身處於醫學研究的第一線，所以比任何人都更能實際感受到醫療技術的日新月異。平均壽命也必然會增加。然而，**隱藏在平均壽命的背後，容易被很多人忽略的是「健康壽命」**。

1《100歲的人生戰略》（*The 100-Year Life: Living and working in an age of longevity*），林達・葛瑞騰（Lynda Gratton）和安德魯・史考特（Andrew Scott）著，許恬寧譯，商業周刊出版。

所謂的健康壽命是指，不需要他人照護，能夠一人獨立處理日常生活起居的期間。「壽命」減去「健康壽命」的期間，就是所謂「需要照護期間」。

在日本，需要照護期間的平均值如下頁圖表所示，男性約為九年，女性約為十二年。換言之，就算再長壽，最後的十年左右都還是必須仰賴他人的照顧，生活無法隨心所欲。

這個十年的期間，究竟稱不稱得上是「幸福」呢？

至少，單從二〇〇一年到二〇一六年為止的數據來看，需要照護期間並沒有太大的變動。健康壽命雖然隨著壽命一起增加了，但需要照護的期間卻難以縮短。

若想要盡情歌頌人生一〇〇年，關鍵就是增加健康壽命。

現今的日本在社會保障方面（相對於稅金負擔來說），還算是能提供優厚保障的國家，而且或許還可以維持一陣子。

但那也只是現在而已。日本財政捉襟見肘已是眾所周知的事實，現況是要靠著債留

1-1 健康壽命與平均壽命的差距

■健康壽命雖然也順利增加，但與平均壽命之間的差距仍有平均八～十二年左右。

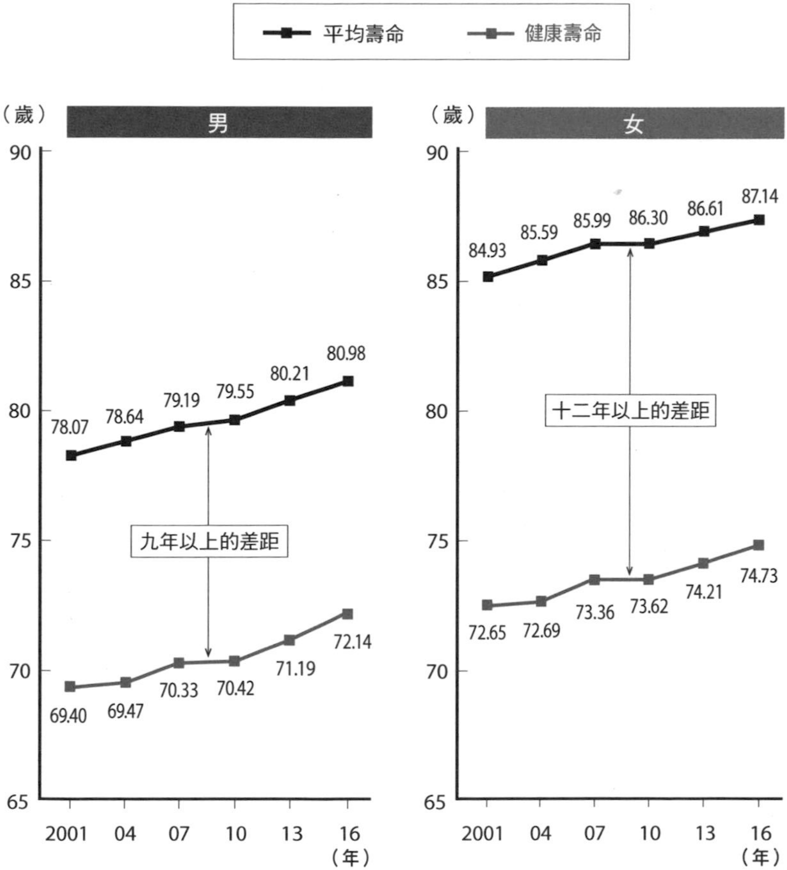

（資料來源：圖表以日本厚生勞動統計協會刊的資料為基礎，由厚生勞動省「簡易生命表」、「完全生命表」、「平成30年3月9日第11回健康日本21（第二次）推進委員會資料」、「圖說國民衛生動向2018／2019」所製成）

子孫，才得以勉強維持國家的運作。

政府一整年要支付的國民醫療費用與長照保險給付費用，合計就超過五十兆圓。這筆支出占國民所得的比率，在二〇〇一年為八％，但二〇一五年已經增加至三％。而且，日本高齡者（六十五歲以上）的比例，現在約為二七％，但十年以內會超過三十％，二十年後會超過三五％。

我並無意批判政府，而是想要敲響警鐘，告訴所有的日本國民「最好不要期待現在的制度能永遠持續下去」。

當現在的制度崩潰之後，社會保險不知道會變成什麼樣子。

但至少能說的是，我們最好要做更多努力，「自己的生命由自己保護」。

延長健康壽命的祕訣，基本上只有兩個。

那就是攝取均衡的飲食，養成適度運動的習慣。

雖然簡單，但這就是長壽的最強技巧。

1-2 國民醫療費用與長照保險給付費用合計超過五十兆圓

■今後因為高齡者愈來愈多，平均每位國民的負擔顯然會愈來愈重。

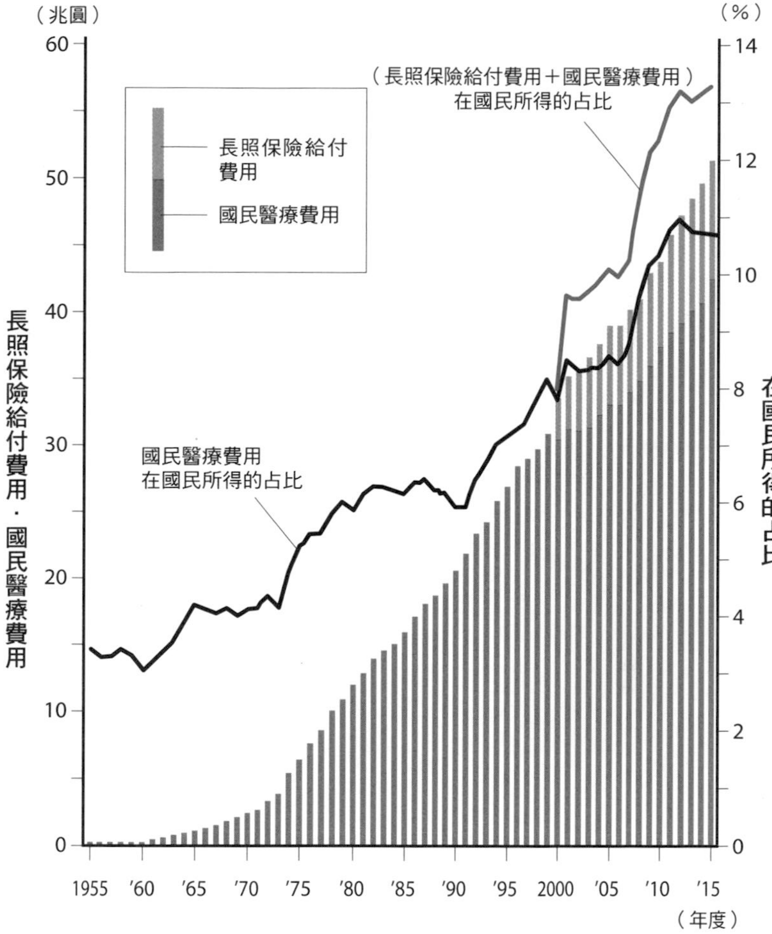

（資料來源：圖表根據日本厚生勞動統計協會刊的資料為基礎，以厚生勞動省「國民醫療費用」、「長照保險事業狀況報告」、「圖說國民衛生動向2018／2019」所製成）

2

比任何藥物都更有益健康的運動

雖說都是運動，但人人運動的目的都不同。

有人把運動當成興趣享受其中，也有人為了增強體力而上健身房，或是為了打造完美的身材而致力於肌力訓練。

不過，實際上定期的運動習慣能帶來多方的效果。詳細內容稍後將會說明，在這裡，我們先列列看運動的主要功效。

■有減肥效果。

■降低引發肥胖、心臟病、腦血管疾病（腦中風）、第二型糖尿病、骨質疏鬆症的可能性，確實減少死亡率。
■較不容易罹患癌症。
■增加好膽固醇，減少壞膽固醇與中性脂肪。
■讓血管年齡變年輕，改善血壓。
■製造出新的腦神經細胞，降低失智症的風險。
■持續分泌讓我們保持年輕的重要激素（成長激素、DHEA、睪固酮等等）。
■持久力提升，較不容易疲累。
■基礎代謝率上升，較不容易發胖。

各位覺得如何呢？運動至少也有這麼多功效。**在醫學世界裡，經常會說「運動是萬靈丹」。**

健康檢查時，醫生總說「要做運動唷！」，各位是否稍微能夠理解箇中原因了呢？

而且，運動無論何時開始，永遠都「不嫌晚」。

沒有運動習慣的人，即便高齡之後才開始運動，死亡率也「一定」會下降。

前面敘述的運動功效中，還有一點要特別強調的是「運動與癌症的關係」。

相信各位都經常聽到運動能有效減少心臟病、腦中風或肥胖等的說法，但運動能成為癌症因應對策一事卻意外地鮮為人知。

癌症是日本人死因排行的第一名。根據國立癌症研究中心的數據，**半數以上的日本人會罹患癌症。**

男性的比例稍高，約為六二%，女性則為四六%。

由此可知，運動可以顯著地降低罹癌率。

癌症也有各式各樣的種類。其中，自很久以前就有研究報告指出，運動確實能降低

1-3 半數以上的人一輩子會得一次癌症

■從這個數據可知，日本人罹癌的可能性頗高。
考慮到癌症高居死因排行前幾名，我們必須要有充分的心理準備與因應對策。

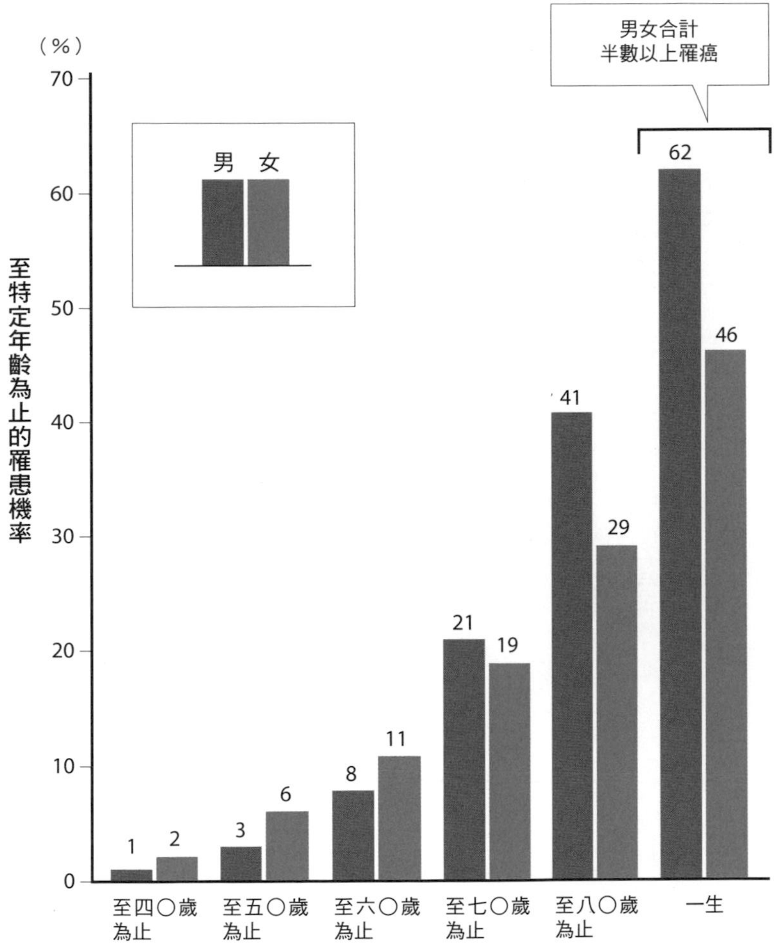

（資料來源：國立癌症研究中心癌症對策資訊中心，圖表是根據厚生勞動統計協會刊中的「圖說國民衛生動向2018／2019」所製成）

罹患大腸癌（結腸癌）的風險。

不過，根據最近的研究結果指出，不僅是大腸癌，如下頁圖表所示，運動也能**降低多達十三種癌症的罹患風險。**

這是二〇一六年根據一百四十四萬人的資料，調查運動習慣與癌症罹患風險的關係，所得到的研究數據。

在這個研究的統計指出，「肺」、「大腸（結腸、直腸）」、「胃（胃賁門）」、「肝臟」這些男女同樣罹患者都較為多數的癌症，還有我的專業——血液的癌症（骨髓性白血病、骨髓瘤），以及乳癌、子宮（內膜）癌，運動可以有效地降低罹患機率。

對許多日本人來說如同仇敵的癌症，靠運動預防是非常有效果的，不知各位是否已經感受到運動的重要性了呢？

1-4 運動能降低許多癌症的風險

■有中強度以上運動習慣者，與幾乎不運動的人相比，罹患食道癌、肝癌、肺癌、腎臟癌、胃賁門癌、子宮內膜癌、骨髓性白血病、骨髓瘤、結腸癌、頭頸癌、直腸癌、膀胱癌、乳癌等十三種癌症的風險顯著降低。

有運動習慣者的罹患癌症種類	風險比（hazard ratio）
食道癌	0.58
肝癌	0.73
肺癌	0.74
腎臟癌	0.77
胃賁門癌	0.78
子宮內膜癌	0.79
骨髓性白血病	0.80
骨髓瘤	0.83
結腸癌	0.84
頭頸癌	0.85
直腸癌	0.87
膀胱癌	0.87
乳癌	0.90

以幾乎不運動的人罹患各個癌症的風險為「1」，與有運動習慣者的比值。

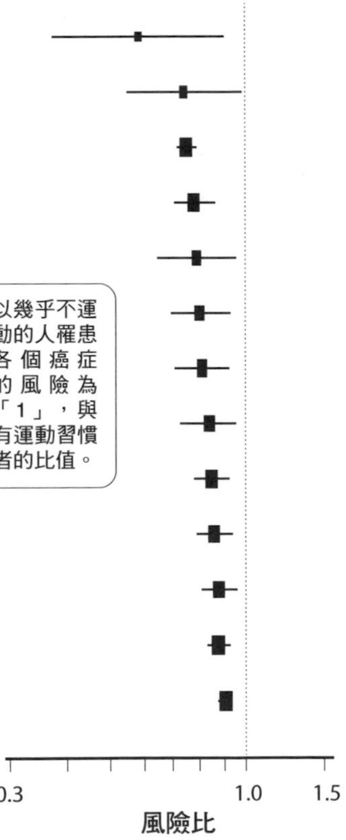

以上為在歐美所實施的十二個調查研究的對象者，合計一百四十四萬男女中，總結運動與癌症罹患風險間關係後的調查數據。

（資料來源：Moor SC等，JAMA Intern Med 2016年）

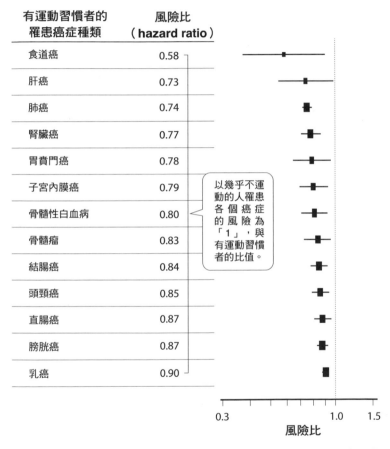

3 運動可以保持年輕

要讓身體保持年輕，運動也是不可或缺。

據稱，生活習慣一般但不運動的成人，肌肉量會以一年一％的速度慢慢地衰退。光是這個數字就夠令人震驚了，如果過的又是極少動到肌肉的生活，衰退的速度更會明顯加快。

舉例來說，有些高齡者因為骨折而長久臥床，因此體力一下子變差許多……各位是否也聽過這類事情呢？

這是因為**一旦臥床，人類的肌肉量在短短兩天就會衰退一％**（因年齡或個人不同會有所差異）。太空人剛回到地球時無法靠自己的力量步行，也是因為一旦生活在無重力的狀態下，肌力就會瞬間衰退。

所以，如果我們不讓肌肉增加一點負重，肌肉量很容易就會下降。隨著年齡增加，腹肌、大腿前側的肌肉特別容易消失。不論是男是女，這些部位的肌肉量都會急遽降低。

因為如此，一整天都在電腦或電視前坐著動也不動的人，腳力理所當然會變差。不過，這些狀況可不是只會在高齡者的身上發生。

凡事都愈來愈便利的現代社會，現代人活動身體的機會愈來愈少，**即使是看起來還很年輕的三十歲，如果不在日常生活中持續活動身體，肌肉量仍然會迅速往下掉。**

「但是我又不追求如猛男一般的肌肉，也不需要從事勞力活……」

一定也有些人這麼想吧。

或許是這樣沒錯，然而，即便我們不必提重物、不必快跑，抱有「肌肉量下降也沒什麼不便」的想法仍然有些危險。

而我們推測所謂「體力」的重要指標，就是「最大攝氧量」。簡單來說，身體在製造能量時，會以氧氣作為燃料，而最大攝氧量即是表示「能夠燃燒的最大氧氣量」的數值。

如次頁的圖表所示，這個**最大攝氧量也是，十年會下降近十%**（高齡者除外）。

決定最大攝氧量的關鍵則是負責搬運氧氣的「心肺功能」，以及負責消耗氧氣與產生能量的「肌肉」。如果生活中持續不運動身體，不僅心肺功能會衰退，肌肉也會萎縮，肌肉製造能量的機能也會退化（稍後將會說明，這與肌肉細胞內粒線體的量和質有關）。

而這就是所謂的「基礎代謝率下降」。

1-5　最大攝氧量會隨著年齡增加而降低

■所謂最大攝氧量是指，一分鐘內平均每一公斤所能吸收的氧氣量，是有氧運動能力的指標（※無法輕易測量。需要穿戴特殊裝置，使用跑步機或腳踏車測功器來測量。並以階段性的方式增加負荷，當增加負荷的同時，氧氣消耗不再出現變化時，達到上限的氧氣攝取量，就是最大攝氧量）。

■由於最大攝氧量會隨年齡增加而降低，所以**最大攝氧量增加，就代表身體機能變年輕。**

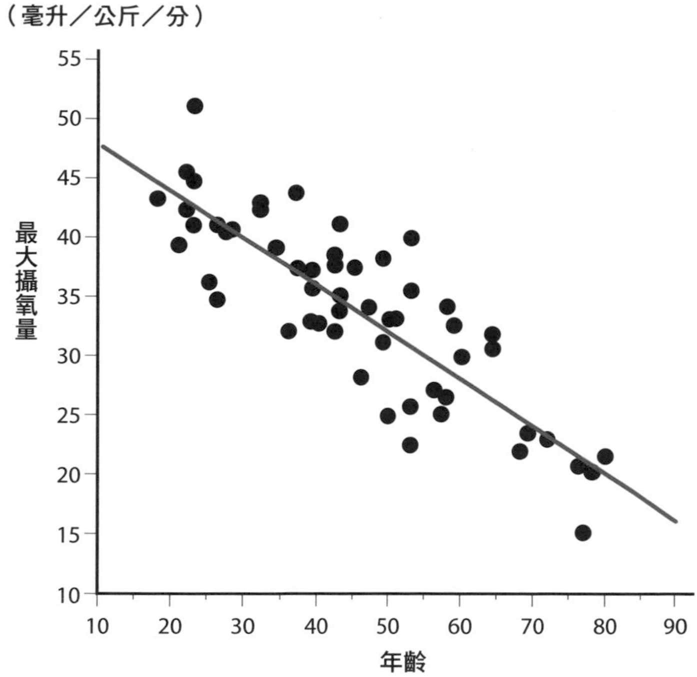

※圖表上的點是每個受測者的數據，直線顯示的是此數據的分布趨勢
（資料來源：Houmard JA等，J Appl Physial 1998年）

當身體難以製造能量，就會變得非常容易疲累。就像有些運動不足的人偶爾走了較長距離的路，明明不是做了激烈的運動，疲累感卻會一直延續到隔天。這就是因為肌肉量下降所導致。

如果平時不運動，就可能會

肌肉量減少 → **身體很難製造能量** → **身體愈來愈容易累** → **更不想活動** →（回到「肌肉量減少」）

陷入這樣的惡性循環。

此外，當身體變得難以製造能量，沒有轉換成能量的養分（醣類）就會在體內失去歸處。

這些養分於是變成體脂肪，成為肥胖、代謝症候群、生活習慣病及老化的原因。

肌肉並不只是在提重物時才有用武之地。**日常生活中，肌肉也負責「產生能量」與「消耗多餘熱量」的重大工作。**

人類的基礎代謝率在二十歲前後到達最高峰後，就會開始不斷下降，所以就算持續著和年輕時一樣的飲食，若不靠運動把熱量消耗掉，脂肪就會累積，這就是大自然的法則。

而本書介紹的新運動法HIIT，可以同時「提升肌肉量」與「強化心肺功能」，是能夠一舉兩得的劃時代運動。

因為如此，我們的最大攝氧量，我們的體力，都會在轉眼間獲得改善。

4

靠運動提升工作表現

如果有讀者想要「提升工作表現」，那更要推薦大家定期做運動。

最近，因應工作方式改革的趨勢，各界開始頻繁提出，改革的關鍵在於「提升生產效率」。

也有許多人平常已經夠忙了，卻還被上司要求要用更短的時間交出相同的成果，並為此勞心勞力吧。

要有效提高工作效率的技巧很多，但**要讓自我表現提升到最大值，答案毫無疑問是運動**。

養成運動習慣有些顯而易見的好處，可以幫助我們把身體狀況維持在最好的狀態、打造不易疲累的身體。

然而，**運動其實也能提高人類的認知能力（高階腦部機能）**。（詳情將在CHAPTER3說明）。

最近，有愈來愈多人理解到運動的重要性。

實際上，與過去只專注於工作的猛烈上班族相比，現代的商務人士對運動的意識提高了許多。

光觀察醫界也會發現，在我二十幾歲時認識的前輩醫生們，就正如俗語「醫生不養生」所描述，對自身健康漫不經心的醫生一點也不稀奇。

不過，最近卻也有不少醫生，設法在繁重工作中擠出時間努力強化體力。

5 都知道運動好，為什麼還是不運動？

在醫學上來看，運動也是百利而無一害。大家是否也都隱約覺得「是該運動一下比較好」呢？

可是，實際上有固定運動習慣的人，從所有世代來看都是少數派。

讓我們看看次頁所列舉的日本厚生勞動省的數據。

首先，以男性而言，有運動習慣者比例最低的三十歲人口，為十八．四％，接著同樣較低的四十歲人口，比例為二十．三％，也就是說**五人當中有一人，平時有運動的習慣**。

而到了五十幾歲、六十幾歲、七十幾歲之後，隨著年齡增加，運動習慣者的比例也提高了。或許是因為他們實際體會到自己體力衰退，感覺「火燒屁股」了。

1-6 有運動習慣者的比例，在五十歲之前會跌破三成

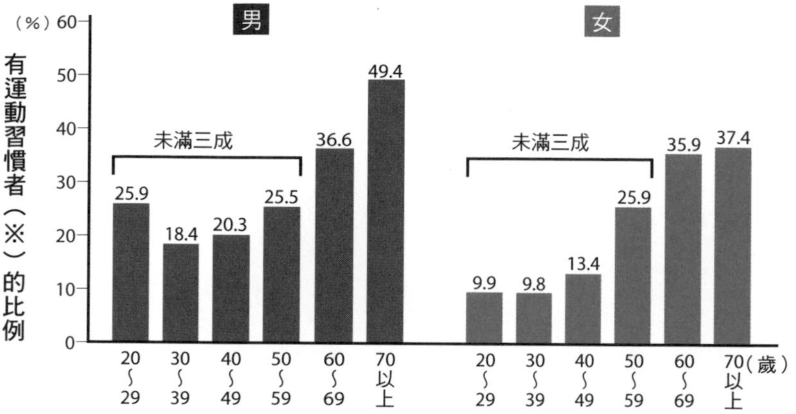

※所謂有運動習慣者是指，每週運動兩次以上，每次三十分鐘以上，持續一年以上的人。

（資料來源：圖表根據日本厚生勞動省．厚生勞動統計協會刊出的「國民健康．營養調查」、「圖說國民衛生動向2018／2019」所製成）

比起男性，女性當中有運動習慣者的比例更少。

尤其是二十歲、三十歲人口，甚至未達一〇%（十人中只有一人），即便四十歲左右的人也只停留在一三．四%而已。

那麼為什麼有運動習慣的人這麼少呢？

觀察二〇一五年日本內閣府所進行的調查結果（三十九頁）發現，**最近一年都沒運動的人，最常出現的原因是「因為工作（包含家事、育兒）太忙沒時間（四二．六%）」。**

的確，對現代人來說「忙碌」是個很

大的瓶頸。

除了忙於工作、家事、育兒之外，現在因為每個人都有智慧型手機，所以總是會莫名處在「有事要忙」的狀態。甚至忙到無法確保睡眠時間，導致慢性睡眠不足……這樣的情況也不少見吧？

稍後也會提到，其實甚至有數據顯示「睡眠時間愈短，血糖值愈容易上升」。美國的糖尿病患者大部分都有肥胖問題，但日本的糖尿病患者半數都不胖。雖然其中的因果關係尚未獲得實證，但日本人的睡眠時間在先進國家當中算是較短的（二〇一六年OECD[2]的調查中，日本是OECD加盟國中睡眠時間最短的），不單是因為飲食方式，不可否認，睡眠不足也可能成為主要原因之一。

2 OECD，經濟合作暨發展組織（Organization for Economic Cooperation and Development），由三十六個市場經濟國家所組成的政府間國際經濟組織。宗旨為幫助各成員國的經濟與就業發展。

1-7　不運動最大的原因是「太忙」

■詢問不運動的原因，「太忙」名列第一。

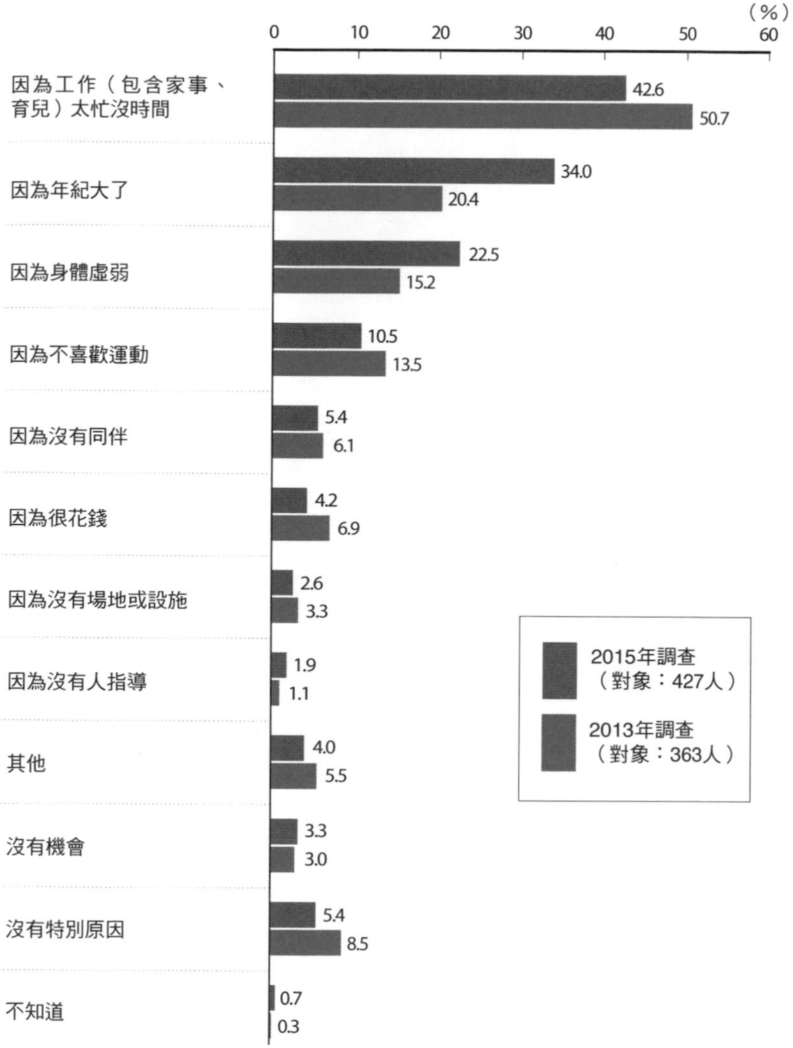

（資料來源：「平成二十七年度〔2015年〕關於東京奧運．殘奧的民意調查」，內閣府）

而HIIT只需要幾天一次、幾分鐘內就可以完成運動。就算是「擠不出運動時間」的人也沒問題。

加上伸展和緩和（cool down）運動，全部也只需要十分鐘左右。這樣的方式既不會大幅改變現在的生活模式，也不會犧牲睡眠時間，我們應該都能輕易把運動習慣融入生活當中。

實際上，我有個朋友以前曾經挑戰在早上上班前去慢跑，但最後因為「早起太辛苦」而失敗了。後來我推薦他做HIIT，聽說他一直持續到現在。

從調查結果中得知，會中途放棄運動的主要原因，不光只是「時間上的束縛」，「肥胖」也是其中之一。體型肥胖的人肌肉減少的部分，會被「脂肪」所取代，而脂肪對身體來說是很沉重的負擔。所以，比起標準體型的人，肥胖者運動會更為辛苦，也容易傷及膝蓋等部位，心理上的門檻自然就會較高。

不過，HIIT會在身體發出悲鳴前，轉眼就結束，所以肥胖體型的人不必勉強自己也可以持續進行。

如果你希望在夏天換上輕薄衣服之前，能暫時瘦一點或是長一點肌肉，這些當然也是不錯的目標，但既然你已經決定要運動了，我還是希望各位能把「維持健康」視為最高目標，這是醫生的真心話。因為我認為「**運動要持續才有意義**」。

短時間就結束，不需專業器具或寬敞空間就能進行的ＨＩＩＴ，不正最適合作為一個長久持續的運動嗎？

專欄

身體會從中年開始衰退

各位知道進行日常動作時出現障礙、身體機能退化，也有可能發生在中年嗎？二〇一七年，美國加州大學的研究者在《內科醫學年鑑》（*Annals of Internal Medicine*）中提出了這樣的調查結果[3]。

他們以進行日常動作無礙的五十～五十六歲男女為對象（其中，日常動作包括①洗澡、②更衣、③移動、④如廁、⑤用餐），每隔兩年、最長至二十年，就這些日常動作進行了追蹤調查。

結果發現，在五十歲到六十四歲之間，五個日常動作中有一個以上出現障礙的比例高達二三％（約四人中有一人）。並且，這其中的九％，兩年後在別的日常動作上也會出現障礙，有四％過世了（即早逝）。進行這項研究的學者所得出的結論是，我們應該從中年就該開始研究預防身體機能衰退的對策。而我堅信，HIIT將會是有用的方法之一。

3原書註：參考資料來自 Browm RT, Ann intern Med 2017

CHAPTER 2

用超短時間就能保證成果的鍛鍊法「HIIT」

1 短時間就能獲得「瘦身＋肌力訓練」的效果

在CHAPTER1理解了運動整體的重要性後，接下來會說明HIIT大概是怎麼進行的。

所謂的HIIT，是指「對身體施加高強度（High Intensity）負荷的運動和休息，以短暫間隔（Interval）反覆進行的訓練（Training）」。

如果說慢跑等運動是「長時間持續地施加中等程度負荷的運動」，HIIT就可以說是「短時間間歇地施加高強度負荷的運動」。

「只在一定時間之內，集中施加高強度的負荷，並提供一定時間的休息（或是降

2-1 HIIT的特徵是「短時間內就可以完成」

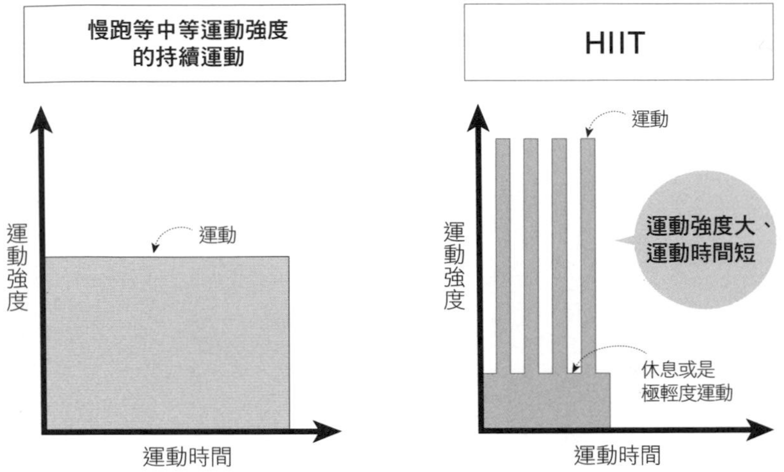

（根據「Azuma K等Keio J Med 2017年」改編）

低負荷），然後再度施以負荷。以非常短的間距反覆進行」，這就是HIIT的特徵。

實際上以HIIT方式進行的運動有各式各樣的種類。

- 在室內：高速深蹲、高速波比跳（burpee）、高速開合跳（jumping jack）等。
- 在戶外：短距離衝刺等。
- 在健身房時：跑步機（treadmill）、腳踏車測功器（bicycle ergometer，也稱為健身車）、划船測功器（rowing ergometer，划船機）等。

可進行的運動類別有這麼多種，也代表我們可以在決定要施加多少負荷、一次要用多少時間連續運動、多少時間休息、一組動作要做多少次，將有無限多種的組合方式。在做HIIT時，如果可以盡量活動到多組肌肉成效就會愈好，所以我會推薦在設定運動菜單時要組合多個種類的運動。

不過，以運動選手的情況而言，因競賽項目或自身的課題不同，需要鍛鍊的部位也不同，所以一般都是由專業教練來設計適合的運動菜單。

我將在CHAPTER4裡介紹如何實作鍛鍊。但本書的目標對象不是職業運動員，而是為了一般大眾，尤其是平時沒有運動習慣的人，所以，我會用以下的觀點來選擇運動菜單：

■不使用專業器械
■可以在家裡做
■盡可能活動到全身
■盡可能活動到大肌肉
■能均衡地改善體質（提升持久力&精實體型）

單看到「肌肉」或「高強度負荷」，可能會覺得HIIT跟肌力訓練沒什麼兩樣，其實並非如此。

不論採用哪種組合，當你進行高強度且快速的運動時，不只會肌肉疲累，還會上氣不接下氣。

正是這個狀態，會使你氣喘吁吁，拼了命想要吸進氧氣。

而這個氣喘吁吁，正是提升持久力（＝有氧運動效果＝最大攝氧量提升）的關鍵，也是HIIT的一大特徵。

換言之，**HIIT能夠同時擷取肌力訓練等無氧運動與慢跑等有氧運動兩者的「優點」。**

順道一提，本書所介紹的論文，其中所實施的運動大部分都是用腳踏車測功器進行實驗。

之所以會用腳踏車測功器，是因為它是只需腳踩踏板的單純運動，也容易調整負荷，方便讓受測者在均等的條件下運動（也就是說，能夠更正確地收集到數據）。

另外也請大家放心，使用腳踏車測功器只是因為它可以輕易地取得正確的實驗結果，並不代表「只能用腳踏車測功器材進行HIIT訓練」。

HIIT會對全身肌肉施加高度負荷，所以並不需要長時間進行，或是每天進行。

如果你每天都想活動身體，做HIIT以外的日子也可以進行輕度慢跑。

關於HIIT的詳細效果將會在CHAPTER3進行各項解說。在此，我先簡單

2-2 有這麼多！HIIT的效果與效能

■如要增強體力、減肥或預防疾病，比起一般的運動，HITT能帶來更多的效果與效能。

提升體力、持久力	●提高最大攝氧量 ●增強心肺機能
減肥效果	●提升基礎代謝率 ●減少中性脂肪 ●變成不易變胖的體質 ●後燃效應（after-burn effect，運動後也繼續燃燒熱量）
肌力訓練效果	●強化快肌和慢肌 ●提升敏捷度
血糖值回復正常	●改善空腹時血糖值 ●增加胰島素敏感性（insulin sensitivity）
血管年輕化	●改善血壓（收縮壓和舒張壓同時改善） ●好膽固醇（HDL）值提升 ●壞膽固醇（LDL）值降低
預防腦部老化	●增加腦細胞 ●改善高階腦部機能

總結持續做ＨＩＩＴ，身體可以獲得哪些改善，成效如上頁列表所示。

提升持久力之外，不僅僅有燃燒脂肪、肌力訓練的效果，也可以改善、預防許多現代人在意的種種疾病或症狀。

效用如此之多，不覺得很厲害嗎？

當然，這也不代表肌力訓練或慢跑這些既有的運動方法就不如ＨＩＩＴ。

想要有結實精壯的肌肉，肌力訓練還是最強的方法，想跑像全程馬拉松一樣的長距離，就必須實際跑步以鍛練腳力。

不過，如同我一直重複強調的，**比起既有的運動方式，ＨＩＩＴ可以壓倒性地在短時間內結束，也可能可以達到全面性的效果，是超效率的運動法。**

2

HIIT的高成效，在醫界也大受關注

首先簡單回顧一下HIIT的歷史吧。

距今一百年之前，相關記述顯示當時已有一些參加奧運的頂尖長距離選手實踐了「反覆全力衝刺」這種類似HIIT的訓練。

只是，當時與其說他們是根據科學證據而實踐這個方法，倒不如說是因為從經驗上發現「持續這樣的訓練，心肺機能會上升（＝持久力提升）」，所以才導入運動菜單當中。

HIIT的理論機制在一九七〇年代左右才正式獲得解答，但當時僅有極小部分的一群人在持續研究，並未造成巨大的潮流。

風向改變的契機其實在日本。

一九九〇年代，因為在競速滑冰項目獲得金牌的清水宏保選手，在練習中採用了由立命館大學田畑泉教授專為運動員所設計的HIIT菜單——「TABATA訓練」，使得HIIT開始廣為人知。從二〇〇〇年代開始，世界各國選手也開始將HIIT放入訓練菜單當中。

因為HIIT獨有的短時間高效率優勢，能夠讓職業運動員在比賽前完美地在短時間內調整好身體狀態。

接下來的數年間，HIIT不再只是運動員專用的訓練方法，**更因為HIIT在促進大眾健康、預防疾病、改善血糖值，甚至是作為罹患心臟病等重大疾病後心肺機能復健手段的效果，使醫界開始對這個運動方法投以注目。**

由於工作關係，我每天都瀏覽論文或醫療資訊的搜尋網站，收集、分析最新的醫療資訊。

書中所介紹ＨＩＩＴ的數據資料大多是二〇一七年之後發表的。當然在此之前，除了專精運動醫學的醫生外，也有論文聚焦討論ＨＩＩＴ的效果，但顯然在二〇一七年之後各界發表的研究更是爆炸性大幅增加。

甚至在二〇一八年之後，分析與整合數種調查的研究（整合分析，meta-analysis）也有所增加。整合分析作為科學根據的價值較高，而這些研究結果也全都指出了ＨＩＩＴ的優秀功效。

ＨＩＩＴ擁有的成效原本只是部分研究者的假說，但它終將成為醫界的「常識」。

3

ＨＩＩＴ並不是要讓身體運動到極限

網路上偶爾會看到一些報導介紹ＨＩＩＴ是「在身體到達極限前不斷施加負荷的運動」。

因此也有一些人會擔心

「我又不是運動員，不可能做到！」

「那麼累的運動根本就不可能持之以恆！」

「要施加負荷到這種程度，會不會反而不健康啊？」

然而本書所介紹的ＨＩＩＴ，並不會在身體到達極限前持續增加負荷。

實際上，ＨＩＩＴ大致可分為以下兩種：

①竭盡全力（all-out）＝施加達到最大攝氧量或最大心跳率的負荷

②接近竭盡全力＝施加最大心跳數的七至八成負荷

或許各位不太熟悉「竭盡全力」（all-out）這個說法，它是指在運動時使出全力或是用盡全力直到極限為止。

我相信大部分的讀者都是一般大眾，而且多半是不太有運動習慣的人，並不是專業運動員，所以**本書所推薦的是後者的運動方式（運動時只施加全力的七至八成負荷）**。

前者也稱為「衝刺型間歇訓練」（Sprint Interval Training，SIT），基本上是為運動員所設計的。

前述的「TABATA訓練」，用最大攝氧量的一七〇%的高強度，以二十秒的激烈運動與十秒的休息為一組，進行八組，共計四分鐘的間歇運動，就是最具代表性的衝刺間歇訓練。

運動或鍛鍊愛好者當中，或許還是有少數人有「HIIT＝最大負荷」、「不竭盡全力的運動，就不是HIIT」這樣的印象。

但我想都是因為誤以為「TABATA訓練標準與HIIT相同」而會有的想法。「TABATA訓練」是為專業運動員所設計的訓練，所以當然會是非常劇烈的運動。

以平時沒有運動習慣的人來說，要拿「TABATA訓練」來養成運動習慣可說是相當困難，要開始的門檻也很高。

當然，如果你平常會去健身房，已經有運動習慣，對體力也有自信，也可以在教練的指導下試著挑戰看看衝刺型間歇訓練。

不過，考慮到要讓一般大眾也可以在家裡自己進行HIIT，要求做到身體負荷極限就有點不切實際了。

以身體健康為出發點的運動，核心原則即是「安全與持之以恆」。

接下來我也會詳細說明如何讓負荷只達到七、八成進行HIIT，請各位放心，就算不用竭盡全力，你也同樣能夠充分獲得HIIT帶來的好處。

4

用全力的七、八成負荷來挑戰

雖然我前面寫了要用最大心跳數的七、八成作為基準，來進行「接近竭盡全力」的HIIT，但實際上該如何調整運動強度呢？

一般而言會以心跳率作為基準。所謂的心跳率，是指血液的幫浦，也就是我們的心臟在一分鐘內跳動的次數。實際上「人類的心跳率」與「運動的負荷（運動強度）」也呈現非常完美的比例關係。

因此，**心跳率是設定運動強度時最一目瞭然的基準。**

但是，為了測量到最大心跳率來作為標準，我們就必須把自己逼到「沒辦法再撐下去」的極限才能停下來，實在稱不上安全。

所以下一頁會介紹可以推測自己最大心跳率的簡易算式，而這也是廣用的推算方式。

如果你覺得計算很麻煩也沒問題，我一併列出了各年齡層的基準，請參考看看。

測量心跳率最一般的方法，就是用手指計算自己的脈搏，但最近各品牌都有販售附加心率監測機能的手錶。甚至還有一些高機能的款式可以和手機的應用程式連線。

不過，並不是一定要用這種心率監測計嚴密地調整負荷，才能獲得HIIT的運動效果。

進行HIIT時，基本上按自己的感覺設定負荷也OK。

當然，感覺應該會依當日的身體狀況而有所變動，所以當你用主觀來判斷，自然也

2-3 最大心跳率的簡易計算方法

■要實際在運動中測量最大心跳率是極其困難之事。因此，有一種簡易的計算方式可以知道基準的數字，好奇的人不妨計算看看。

最大心跳率 ≒ 208 － 0.7 × 年齡

※會因個人而有上下10左右的差異。

就不會太過勉強自己，不會在已經覺得吃不消時，卻因為數字仍覺得「心跳率必須拉更高」而逼自己繼續撐下去。

以主觀強度來說，不妨先從覺得「有點吃不消」左右的強度開始。當「完全吃不消」是一〇〇％，「非常吃不消」是九〇％，「吃不消」是八〇％，而「有點輕鬆」是六〇％時，「有點吃不消」相當於是七〇％（相對於最大心跳率的比例也是）。

如果你覺得這樣有點難懂，不妨想成是「在稍稍感覺輕鬆的時候就增加負荷」。

2-4 年齡與心跳率的變化

■要實際測量自己的最大心跳率必須運動到精疲力竭才行，但這同時也伴隨著危險，所以不切實際。因此，運用簡易的計算方法或各年齡層的基準來推測是最為普遍的作法。

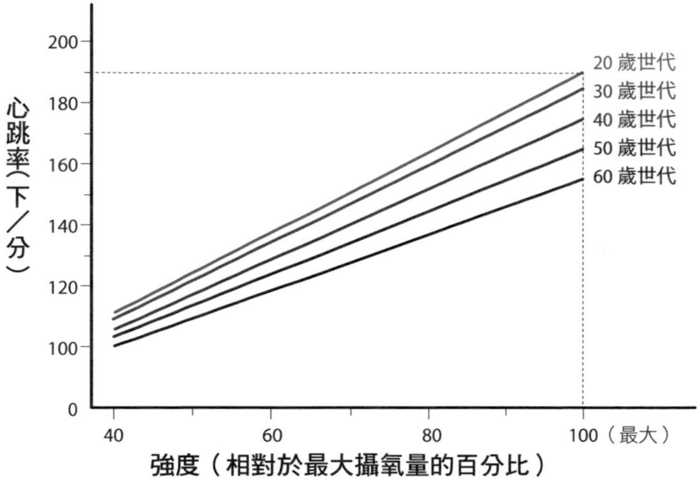

■各年齡層的最大心跳率（基準）

年齡	最大心跳率
20 歲世代	190
30 歲世代	185
40 歲世代	175
50 歲世代	165
60 歲世代	155

（資料來源：體育科學中心編，《透過體育打造健康的運動病歷》，講談社出版）

如果完全不覺得吃力、運動後幾乎不喘，那代表負荷過輕，就幾乎無法達到HIIT的效果。

話雖如此，貿然就做到極限可是大忌，試著從「稍微有點費力」左右開始，習慣之後再慢慢增加負荷。

不過，即便如此也不要把自己逼到「非常費力（九〇%）」，請停留在「費力（八〇%）」左右的程度即可。**上限的標準是在運動途中能否持續三十秒左右的對話。**

如果調整呼吸就讓你竭盡全力，完全無法對話，那強度已經過大了（超過九〇%）。

此外，有許多增加負荷的方法，你可以先按次頁介紹的順序試試看。

2-5 是否達到HIIT的基準

■雖說要施加強力的負荷，但實際上強度卻難以測量。然而沒有施加足夠的負荷就無法獲得HIIT的效果，要用感覺來判斷自己所從事的運動是否達到「HIIT」，可以參照以下的流程圖：

以「（20秒運動＋10 秒休息）× 8 組」的組合試著開始運動。

覺得「稍微費力」？覺得上氣不接下氣？ → YES → 已施以足夠的負荷

NO

① 試著加快運動的速度。

覺得「稍微費力」？覺得上氣不接下氣？ → YES → 已施以足夠的負荷

NO

② 試著增加秒數。

（例：改成「（30 秒運動＋15 秒休息）×8 組」）

覺得「稍微費力」？覺得上氣不接下氣？ → YES → 已施以足夠的負荷

NO

③ 試著增加組數。

（例：改成「（30 秒運動＋15 秒休息）×10 組」）

覺得「稍微費力」？覺得上氣不接下氣？ → YES → 已施以足夠的負荷

NO

④ 試著改變運動菜單。

（試著對沒有刺激到的肌肉施加負荷等）

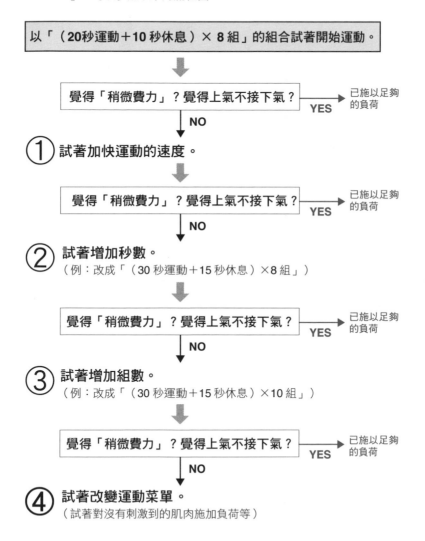

不過，如果你個性屬於下面的兩種，你也可以試著找出其他的測量方式。

■無法確認客觀數值就會感到不安

■仰賴主觀就一定會忍不住鬆懈

若您是這類人士，而且實踐一個月後仍觀察不太到成效，可以考慮用手錶型的心率監測計等。

只要能夠知道稍微費力的感覺大概是什麼節奏就可以了，只要能掌握基準的感覺，也就不需要每次都用器材來計算心跳。

5

一開始一週兩次就OK，重要的是持之以恆！

關於實施HIIT訓練的頻率，沒有運動習慣的人無需太過勉強，**剛開始一週兩次已經足夠。**

慢慢習慣之後，**再試著增加為一週三～四次。**

其中可能有些人週末才擠得出時間，但考慮到肌肉的恢復和疲勞的回復狀況，我並不建議星期六日兩天連續進行。

直到養成習慣為止，你可以有規律地進行，在手機行事曆上寫下「星期三與星期日運動」，把運動事先當成一個待辦事項，或許是個不錯的方法。

雖然，理所當然會有因為工作或私生活忙得不可開交，而一不小心就偷懶一陣子的狀況。

這種時候身體的有氧機能會變差，所以要是突然重新開始運動、又不小心太過拚命，一定會覺得更吃力（因為身體能力跟不上，疲勞度也會增加）。

如此你可能會覺得「HIIT這麼辛苦啊⋯⋯」，身體跟心裡都記下這股不快的感覺，然後就停止HIIT了。

不過，**為了擁有健康幸福的生活，「把運動變成習慣」是重大關鍵。**

你完全不需要著急。

不要因為想一口氣挽回偷懶休息的份，就增加HIIT的次數或增加負荷，建議可以「從一週兩次開始」或「稍微減輕負荷」等分量較輕的設定重新開始。

6 如何測量最大攝氧量？

運動強度的另一個評估基準最大攝氧量，可藉由HIIT獲得高度的改善，但也比心跳率更難測量。

所謂的最大攝氧量是指，一分鐘內平均體重一公斤能夠吸收的氧氣量（毫升／公斤／分），隨著年齡增加，最大攝氧量會逐漸降低。

不知各位是否曾在電視上看過職業運動員帶著接有管線的面罩，用跑步機或腳踏車測功器全力運動的場景？

這正是正確測量最大攝氧量時所使用的分析方法（稱為「呼吸氣體分析法」）。

透過階段性地提高運動的負荷，最後即使再提高負荷，氧氣消耗也不再變化時的氧氣攝取量，就是「最大攝氧量」。

此外，也有不使用專用器具就能測量最大攝氧量的方法。那就是在學校等處實施的反覆橫向跳或二十公尺折返跑，也就是所謂的「體適能測驗」（physical fitness test）。

從測驗結果也可能推測出最大攝氧量。

但我們長大成人之後就幾乎不太有機會接受「體適能測驗」了。如果對正規測試有興趣的人，可以搜尋「新體適能測驗實施要項」，就能找到日本文部科學省的網站[4]，得知不同年齡層的測定方法（臺灣讀者可參考教育部體育署體適能網站，線上評估體能：https://www.fitness.org.tw/online.php）。

4 日本文部科學省，日本中央省廳之一，負責統籌日本教育、科學、學術、文化與體育事務。日本體適能測驗可參考網站：https://www.mext.go.jp/a_menu/sports/stamina/03040901.htm

7 了解身體活動的機制

下一章我們會檢視各種證據，證明HIIT的效果，在此之前，我希望各位先學習一個預備知識。

那就是「我們活動身體（運動）時體內的機制」。

這與**「最大攝氧量」**、**「粒線體」（mitochondria）**、**「肌肉」**都息息相關。理解了機制與關係，應該就能更加理解HIIT與其他運動相比為何效果如此之好。

首先，誠如各位所知，我們維持生命活動不可或缺的能量來源來自飲食。

然而，光靠食物本身並無法成為能量。

當我們吃下食物，人體會以這些食物為材料在全身的細胞內先製造出ＡＴＰ（Adenosine triphosphate，三磷酸腺苷）。

而後細胞需要能量時就會分解這些ＡＴＰ，因為分解ＡＴＰ會讓細胞產生巨大的能量。

而與食物並列同樣是我們生存不可或缺的氧氣，也是讓我們把食物營養轉換成ＡＴＰ的重要元素。

我們在呼吸時排出的二氧化碳，就是身體製造ＡＴＰ的證據。

一邊把氧氣作為燃料，一邊燃燒食物，製造出ＡＴＰ的「能量生產工廠」，就是存在於每一個細胞內的「粒線體」。

負責製造能量的粒線體，有時也被比喻成是「細胞內的能量生產工廠」。

2-6 身體活動的機制

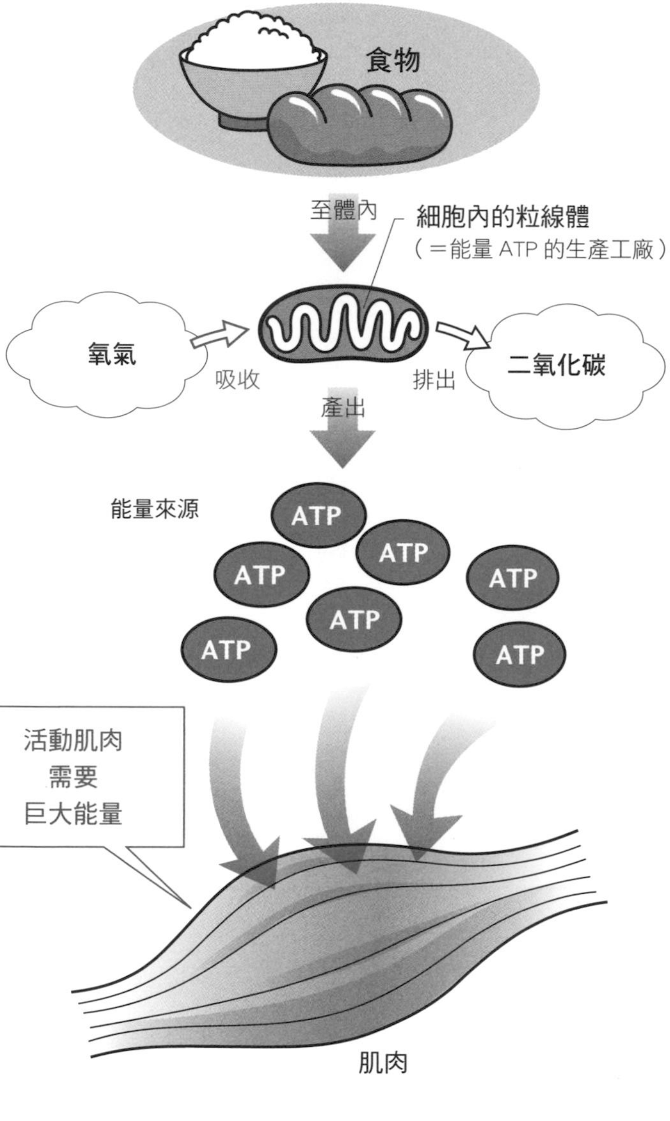
食物
至體內
細胞內的粒線體
（＝能量 ATP 的生產工廠）
氧氣
吸收
排出
二氧化碳
產出
能量來源
ATP
ATP
ATP
ATP
ATP
ATP
ATP
活動肌肉
需要
巨大能量
肌肉

雖然在肌肉或腦部這類代謝活潑的臟器細胞當中會有較多的粒線體，但基本上全身的細胞都有粒線體。

為了活動全身的肌肉，身體必須把氧氣輸送到各處的粒線體，而此時作為流通道的就是血管，也就是血液。

動脈血之所以是鮮豔的紅色，就是因為動脈中的紅血球含有大量的氧氣。

相較之下，靜脈血顏色較深的原因，則是因為靜脈內的紅血球氧氣多用於製造ＡＴＰ。

以上就是人類體內製造能量機制的簡單說明。

也就是說，如果粒線體能不斷地吸收食物與氧氣，製造出ＡＴＰ，就能製造出更多的能量。

吸收的氧氣量（能當燃料的量）愈多，粒線體就能製造出更多的能量。不知道各位是否透過前面的說明，漸漸理解了這個運作機制呢？

然而空氣中的氧氣要多少有多少，人類卻還是會「能量不足」。我們如果空著肚子當然就沒有力氣，但就算吃飽了，不覺得人類的能量還是有限嗎？

持續激烈運動時，我們會累到連站都站不住，最後還會張大嘴巴氣喘吁吁、上氣不接下氣，拚命地想要吸進氧氣。

為什麼會「能量不足」，就是因為**作為燃料使用的氧氣量是有上限的。**

這個上限值就稱為「最大攝氧量」，也就是所謂的「持久力」、「精力」、「體力」的真面目。

8

身體健康的祕密在「粒線體」

決定最大攝氧量的關鍵，正是存在於肌肉細胞內的**「粒線體」**。

我們的身體由多達六十兆個細胞所組成，粒線體幾乎存在於所有的細胞當中，一個細胞內平均存在三百～四百個。也有說法指出體重約一〇%是粒線體的重量。

若要追溯起源，粒線體原本是來自細胞外的生物（細菌）。

但我們祖先的細胞，多虧獲得了能量生產效率良好的「粒線體」，才完成了飛躍性的進化。

2-7 細胞內的能量製造工廠「粒線體」

【細胞的剖面圖】

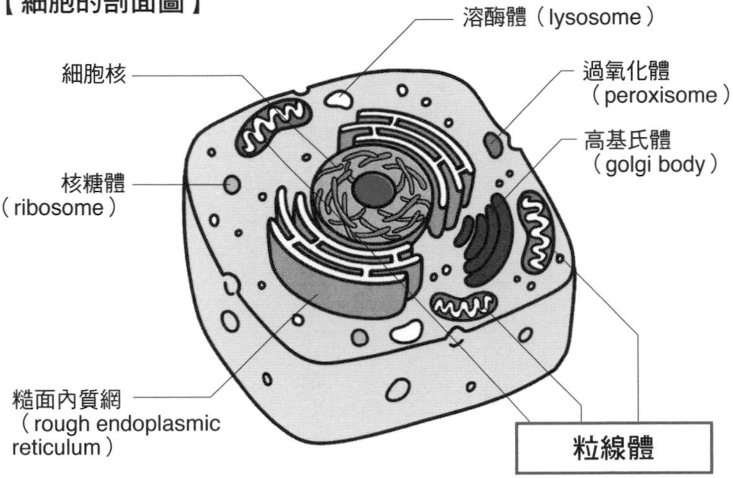

如今，我們人類若沒有粒線體就活不下去，粒線體也無法存活於細胞之外。我們與粒線體之間有極強的共存關係。

而粒線體的存在，與最大攝氧量息息相關。

在此我先說出答案，**個人的最大攝氧量，會因粒線體的「量」（＝數量）與「質」（＝ATP的轉換率）而有所變動。**

而且，粒線體的質與量，會隨著年齡的增加而減少、降低。

舉例來說，出社會後幾十年都沒在運動的人肌肉會比年輕時減少許多，所以粒線體的「絕對數量」本身也減少了。

而且，粒線體的「質」也惡化了。因此，最大攝氧量也減少了。

各位有沒有過這樣的經驗？急著想和公司後輩一起搭上電車，明明只是稍微小跑步一段距離，結果只有自己一個人氣喘吁吁、上氣不接下氣，覺得有點難為情。

呼吸困難就是「能量製造工廠」在傳達SOS訊號，它試圖告訴你「糟了！若按現在的速度，能量的製造會追不上！再給我多一點氧氣！」。

平常就會慢跑、做有氧運動的人，或是粒線體質量佳的年輕人，稍微小跑步一下之所以若無其事，就是因為他們不但擁有大量的「能量製造工廠」，製造能源的效率也很好。

而且，當粒線體的質與量降低時，不光是持久力變差，**質量不佳的粒線體還會製造出大量傷害細胞的「活性氧」**。

過剩的活性氧會傷害身體，造成：

■加速老化
■腦梗塞
■糖尿病
■阿茲海默症、帕金森氏症
■心血管疾病
■癌症

這些都可能是因活性氧過多引起的。

肌肉愈大，最大攝氧量也會上升，所以光是做肌力訓練，在某種程度上最大攝氧量也會提升。只是，光靠暫停呼吸、施加負荷的無氧運動肌力訓練，能夠提升的最大攝氧量無論如何都有極限。

在這一點上，HIIT會對身體施加足以鍛鍊出肌肉的高負荷，同時也進行有氧運

動，所以作為有效提高最大攝氧量的手段（增加粒線體的量、提高粒線體的質，同時也強化心肺機能），是非常出色的方式。

在接下來的CHAPTER3裡所介紹HIIT相關的調查研究結果，大部分都聚焦於粒線體的作用上，所以若能事先記住身體製造出能量的機制，應該就能理解得更深入。

專欄

運動地點也會影響效果

各位知道為了健康而運動，有時卻會因某些條件反而可能損害健康嗎？

英國倫敦帝國學院（Imperial College London）的研究者自二〇一二年～二〇一四年，針對六十歲以上男女，以一一九人為對象，請他們在交通流量大的街道和沒有車子往來的都會區公園裡走路，以調查前後的症狀與肺部機能的變化[5]。

觀察結果發現，在公園走路之後，改善了肺部機能與血管的柔軟度；但在交通流量大的街道走路之後，改善效果卻明顯衰減。他們分析這是受到大氣中污染物質的影響。

若考慮以運動增進健康，就應該儘量在車流量較少的地方運動。若要進行HIIT，在有空氣清淨機的室內就能充分運動，從這一點來看，也十分推薦HIIT。

5參考資料：Sinharay R等，Lancet, 2018年。

CHAPTER 3

最新研究揭祕！從科學角度看HIIT的效果！

1

時間效率

用短時間就獲得高成效

◆「一分鐘的HIIT」的效果等同於「四十五分鐘持續運動」！

這一章將會介紹HIIT相關的最新研究成果，同時，也會帶大家看HIIT在多方面的驚人效果。

首先，從時間效率的數據開始，時間效率可說是HIIT的最大特徵，有許多論文都能證實HIIT在時間效率上的優勢，在此要介紹一個二〇一六年由加拿大麥克馬斯特大學（McMaster University）的研究者所發表的驚人研究結果（圖表3-1、3-2）。

受測者是二十七位平日從事文書工作的男性。實驗將受測者分為下列三組，並觀察他們在十二週內的變化。

■【正常運動小組（持續運動）】以四十五分鐘、最大心跳率不超過七〇%的負荷，持續騎乘腳踏車測功器。另外進行暖身兩分鐘與緩和三分鐘，一週實施三次。

■【HIIT小組】全力騎乘施加負荷的腳踏車測功器二十秒鐘，加上兩分鐘的休息，共做三組。另外進行暖身兩分鐘與緩和三分鐘，一週實施三次。

■【不運動小組】如常生活即可。

實驗發現，**正常運動的小組與HIIT的小組，促進健康的效果相同（以最大攝氧量與粒線體的增加來判斷）。**

實施HIIT的小組，實質上一天只運動了20秒×3＝1分鐘（也就是一週3分鐘）。卻能與一天運動45分鐘（一週135分鐘）的效果相同，這不令人覺得衝擊嗎？

ＨＩＩＴ完全就是為了忙碌的現代人而存在的運動。

雖然要竭盡全力，但因為只要二十秒，相信很多人無論在體力上或時間上都覺得「應該做得到」吧！

包含暖身與緩和，總共十二分鐘就可以結束運動，這麼一來也可以考慮加入公司附近的健身房，趁午休時間做ＨＩＩＴ。

◆有效率又安全！

現在**有許多罹患疾病者，也把ＨＩＩＴ運用在復健上。**針對二七三位患有心血管疾病（冠狀動脈疾病、心臟衰竭、高血壓）或代謝障礙（代謝症候群、肥胖）的患者，實施ＨＩＩＴ或ＭＩＣＴ（moderate-intensity continuous training，中等強度連續運動），並結合過去發表過的十個研究進行整合分析[6]後發現，相較於實施ＭＩＣＴ的小組，實施ＨＩＩＴ的小組的最大攝氧量超出了多達九・一％。

3-1　一分鐘的 HIIT 相當於 45 分鐘的中強度運動！

■將從事文書工作二十～三十歲世代男性二十七人，依運動種類分成三組，觀察十二週內的變化。

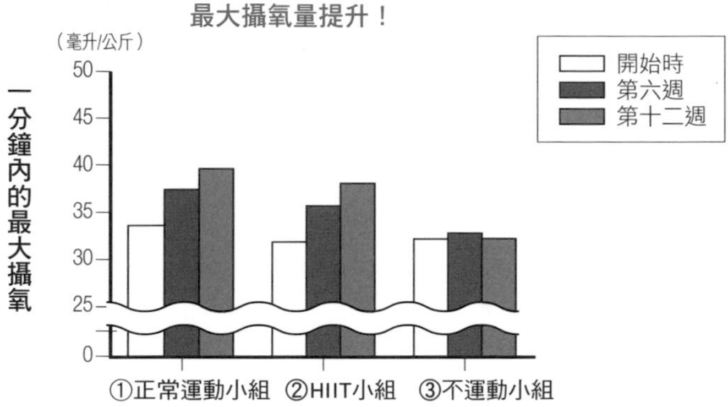

3-2　與粒線體相關的數值，HIIT 小組較為提升！

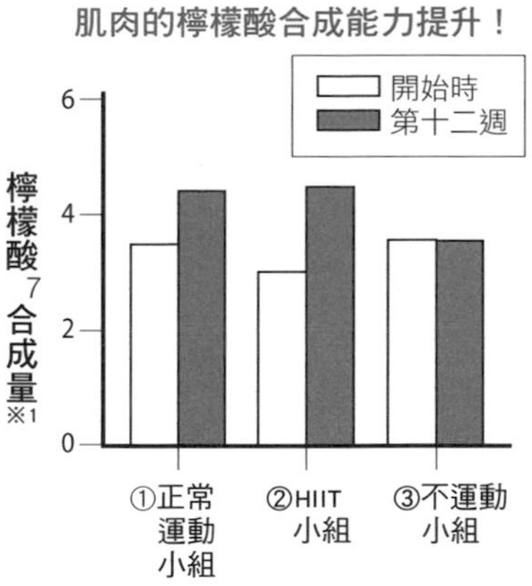

※1：每一公斤肌肉一小時的合成量（單位：mmol）

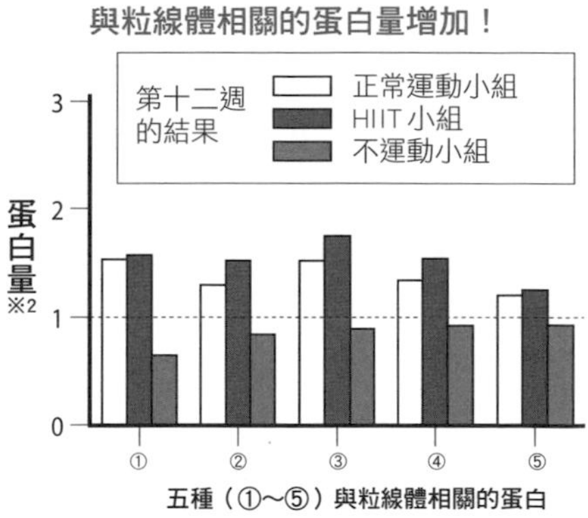

※2：運動前的數值為1，各項與1的相對值

（圖表改寫自Gillen JB等PLOS ONE 2016）

6 原書註：整合、分析多個研究的結果，有利於迴避某些偏差或偶然性，作為科學根據的可信度會提高。

7 檸檬酸：有氧呼吸生成能量的重要物質之一。營養素進入體內在分解過程中會產生乙醯輔酶A，乙醯輔酶A再與草醋酸形成檸檬酸，經由一系列的反應後生成ATP、二氧化碳與水等物質。

二〇一八年所進行的別組調查中，比較心肌梗塞後的復健，進行HIIT與MICT的效果後發現，**HIIT不僅改善了心臟機能，更有效提升了精神力與身體活動力的恢復。**

如前所述，HIIT作為心臟機能的復健手段效果卓越，但當然也有一些人覺得不安，質疑「安全性究竟如何？」

從結論來說，根據近年有關HIIT安全性的諸多研究，對於有心臟疾病或代謝方面疾病風險的人來說，在眾多運動中HIIT都不算是特別危險的。

當然，有慢性病或宿疾的人必須在醫生的指導下才能進行。前述運用在復健的HIIT，也是使用專用設施，在徹底的監督與指導下進行。

為供各位參考，這裡列出不適合進行HIIT的健康狀態，符合者請特別注意。基本上，符合以下的這些病狀都會被醫生限制運動。

■不穩定型心絞痛（unstable angina）
■失償心臟衰竭（decompensated heart failure）
■一個月以內的心肌梗塞
■一年內做過冠狀動脈手術或擴張術的人
■需要限制運動的心臟疾病
■重度的慢性阻塞性肺病（Chronic Obstructive Pulmonary Disease, COPD）
■腦血管疾病、末梢血管疾病
■控制不佳的糖尿病
■重度高血壓
■重度神經疾病

◆HIIT重視的是短時間集中的「運動密度」

即便是健康的人，長時間持續高強度的運動仍伴隨著危險。可能會讓身體受傷，或可能讓心臟承受過度負荷的風險。關於這點，ＨＩＩＴ重視的是短時間內的運動強度，不是「運動量」，而是「運動密度」。

換句話說，進行ＨＩＩＴ時，「總體運動量」並不重要。

不如說**ＨＩＩＴ的目的，是在控制整體運動量的同時獲取高效果**，所以請把進行大量的高強度運動與ＨＩＩＴ視為是截然不同的兩回事。

當然，對自己的體力有自信的人，或是因為這本書而開始做ＨＩＩＴ，並實際感受到體力提升的人，在這之中或許有些人會因為想「得到更好的效果」，而不斷增加一次連續運動的時間或合計的組數。依據體力改變組合菜單無妨，但**請注意不要忘了，ＨＩＩＴ「比起運動量，更重視運動密度」的基本立場**。要是做得太過頭，一不小心就會過度訓練（overtraining），也可能因此受傷。再說，ＨＩＩＴ本來就不是施做時間愈長效果就愈好的類型，如此也失去了ＨＩＩＴ難能可貴的時間效率優勢。

2

抗老化

讓細胞返老還童

◆比起其他運動，HIIT的回春效果更顯著！

接下來要介紹的，是可以證明HIIT比起其他運動綜合來說更能發揮出色效果的數據。

這項數據是二〇一七年發表在知名科學雜誌《細胞代謝》（*Cell Metabolism*）上的研究成果。

這項研究的受測者分別是十八～三十歲的年輕組三十四人，與六十五～八十五歲的高齡組二十六人。然後再將這兩組各分成三組：「HIIT組」、「肌力訓練組」與

「有氧運動與肌力訓練混合組」（有氧運動的強度為不超過最大攝氧量的七〇％），以科學方法驗證十二週後的運動效果。

◆結果一：最大攝氧量的增加

次頁圖表的左側為實驗（運動）前，年輕組與高齡組的最大攝氧量。圖表右側則為十二週後最大攝氧量的增加量。

圖表中的「不運動」一組為類似參考值的數據，可觀察十二週都沒運動時最大攝氧量的變化。可以發現，高齡組幾乎沒有變動，但年輕組的最大攝氧量下降了。

觀察十二週後數值的變化，會發現**HIIT與有氧運動＋肌力訓練的小組，最大攝氧量顯著增加。**

3-3 比較 HIIT 與其他運動～最大攝氧量～

■試著比較 HIIT 與其他兩種運動的效果。

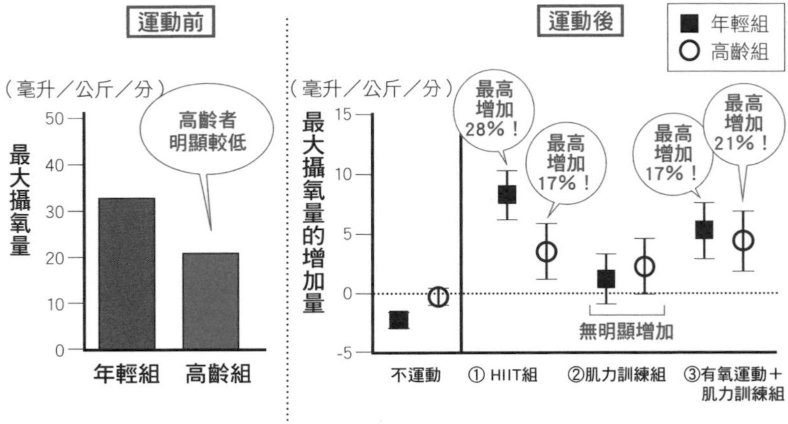

①**HIIT組：每週三次（一、三、五）**：使用腳踏車測功器進行HIIT。在十分鐘的暖身之後，以最大攝氧量九〇%以上的運動強度連續騎腳踏車四分鐘，休息三分鐘（在無施加負荷的狀態下騎），共做四組（合計十六分鐘）。最後做五分鐘的緩和運動。

每週兩次（二、四）：使用跑步機進行中強度的持續運動。在十分鐘的暖身之後，，以自己的步調（時速三．二～六．四公里），加上坡度，以最大攝氧量不超過七〇%的程度，健走四十五分鐘。最後做五分鐘的緩和運動。

②**肌力訓練組**：每週進行四次肌力訓練。星期一、四鍛鍊下半身，二、五是上半身，並慢慢增加負荷。

③**有氧運動＋肌力訓練組**：星期一～五的五天期間，騎腳踏車三十分鐘（五分鐘暖身，最大攝氧量不超過七〇%程度二十分鐘，五分鐘緩和運動。）每週四次，做完有氧運動後進行三十分鐘的肌力訓練（星期一、四下半身，二、五上半身）。

不運動：第③組在最初的十二週保持不運動的狀態（為了不運動的對照值而設計的一組）。

結果發現，HIIT與有氧運動＋肌力訓練的小組效果相當，最大攝氧量都提升了

（改寫自Robinson MM等，Cell Betab 2017）

尤其年輕組當中，HIIT組的增加更為顯著，有氧運動＋肌力訓練的小組最高增加了十七%，而HIIT小組的增長幅度竟高達二八%。

高齡組也一樣，在HIIT與有氧運動＋肌力訓練的小組中，最大攝氧量都有明顯提升。

另一方面，只進行肌力訓練的小組無論是年輕組或是高齡組，最大攝氧量並沒有較大的成長。這項數據就證明了「只做無氧運動的肌力訓練，能夠提升的持久力有其極限」。

◆結果2：「粒線體最大攝氧量」的增加

在醫界，會用「粒線體最大攝氧量」這個單位來表示「氧氣製造能量源（ATP）的

8 粒線體最大攝氧量，用氧氣製造出能量源ATP的能力。

3-4 比較看看 HIIT 與其他運動～粒線體最大攝氧量[8]～

■試著比較 HIIT 與其他兩種運動的效果，會發現改善程度相當驚人。

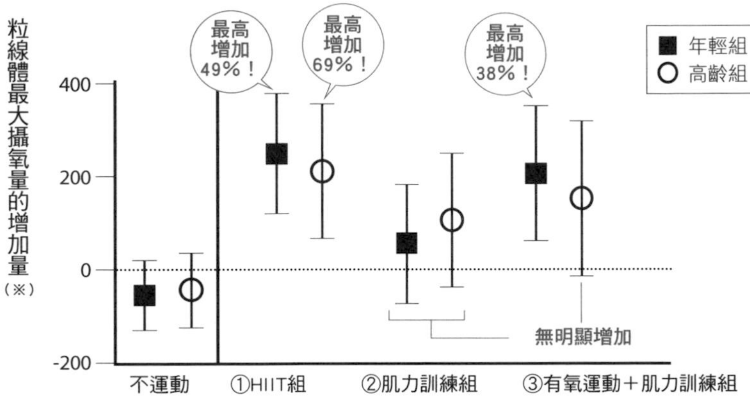

（※）平均每50毫克肌肉所含有的粒線體，在每秒鐘所消耗氧氣的增加量（單位：pmol）

HIIT與其他運動相比，最能活化粒線體！

也就是說，身體變年輕了！

（改寫自Robinson MM等，Cell Betab, 2017）

能力」。前述的研究中，同時也測量了粒線體最大攝氧量的變化。請看上頁的圖表，左側為十二週不運動時的變化量。

「粒線體最大攝氧量」在運動後的變化，與前述的最大攝氧量相似，特別應該注意的是HIIT小組的上升量，無論是年輕或是高齡組，都比其他運動達到更好的改善效果。如果換算成增加「率」，而非增加「量」，可以發現**年輕組最高增加了四九%，高齡組最高增加了高達六九%**。

◆結果3：遺傳基因的正面效果

接下來更驚人的是，研究發現**HIIT甚至對遺傳基因都可以發揮正面作用**。

構成我們身體的所有細胞當中都存在著一種物質，可以容納自己特有遺傳資訊（遺傳基因）。這個物質的構造為雙螺旋，也就是常被稱為「人類設計圖」的

「DNA」。

近年來，解析自己的DNA，調查體質特徵或人種起源等等研究也不斷增加。

不過我們時常對此有所誤解，**雖然說DNA會紀錄特定訊息，但不代表這些訊息就一定會顯現出來（這些資訊不一定被解讀）**。

因此，即便遺傳基因上是容易罹患糖尿病的體質（血統），也有人一生都不會罹患糖尿病。

人體會一邊解讀部分的DNA，一邊生成遺傳基因的產物——蛋白質。

「部分」這個詞是個關鍵，代表人體並非毫無遺漏地讀取每個角落。

而且，**讀取DNA的哪一個部分，也取決於體內的條件**。

例如變胖之後，身體就會比較傾向於讀取造成生活習慣病的相關訊息。

現代的醫學非常先進，已經可以透過觀察所謂的「RNA序列」，來調查DNA的何種資訊被讀取了（也就是顯現了什麼樣的遺傳基因）。

這部分的機制非常複雜，但簡單地說，RNA有好幾個種類，其中一種「傳訊RNA（messenger RNA）」，可以「轉錄（transcription）」部分DNA遺傳資訊，透過觀察RNA序列，就能得知讀取了什麼樣的資訊。

而在前述的研究中，也調查了做完HIIT之後RNA序列的變化。結果發現，無關年齡，身體都積極讀取了下列的基因訊息。

■提升粒線體機能的遺傳基因
■強化胰島素訊息的遺傳基因

雖然每個人身上都有這些遺傳基因資訊，但這結果表示了藉由HIIT，更有利於

這些基因的讀取。

換言之，進行HIIT的結果可以活化粒線體的能量產生，更多容易降低血糖值的遺傳基因也會顯化出來。

順道一提，經由長年的研究也發現，透過運動或飲食等調整生活習慣，身體就比較不會讀取有害身體的遺傳基因訊息。

雖然無法消除遺傳基因訊息，但只要調整生活習慣，是有可能讓它們實質上「退場」。

舉例來說，即便是出生於糖尿病發病者眾多的家庭、擁有相同遺傳基因資訊的同卵雙胞胎，當生活習慣不同，也經常會有其中一位發病，但另一位卻很健康的情形。

3

敏捷性

動作變得敏捷

接著要介紹別的研究，是關於ＨＩＩＴ增強肌肉效果的實驗。

這個研究中，以十一位男性為對象，請他們使用腳踏車測功器，以每週四次的頻率，連續六週進行ＨＩＩＴ，運動菜單為全力衝刺二十秒＋休息十秒，做六、七組。

結果發現，股四頭肌與大腿後肌（這也是大腿的肌肉，可參照一百頁的圖）的肌肉量顯著增加。

身體是否年輕的指標之一，就是「敏捷度」或「靈敏度」。

而一個人能否敏捷地活動，**關鍵在於發揮瞬間爆發力的肌肉，也就是所謂的「快**

肌」的肌肉量。

人類的肌肉大致分為兩種。一種是剛剛說明過的「快肌」，另一種則是叫做「慢肌」的肌肉。這兩種肌肉也分別因為不同的顏色特徵，而被稱為「白肌」與「紅肌」。

慢肌對持久力的影響重大，平時經常走路的人由於慢肌較為發達，所以即便年事已高，只要用較為緩慢的速度，也仍能從事長距離的健走、健行或登山等活動。

然而，就算平時會健走，如果不特別鍛鍊快肌，快肌就會隨年齡漸漸衰退。

尤其容易衰退的就是股四頭肌與腹肌。

大腿與腹部都是支撐軀幹的部分，所以當這些肌肉衰退時，動作自然會變得緩慢，這就是典型的「老化現象」。

因此，「快肌的衰退」就成為「身體老化」的一個基準。

3-5 用 HIIT 預防因老化導致的「快肌」衰退！

■大腿前側的股四頭肌與大腿後肌，年紀愈大就會愈弱。HIIT可以集中地鍛鍊這些肌肉。

尤其是股四頭肌，容易隨著年歲增長而萎縮，所以HIIT可說具備防止老化的效果。此外，由於股四頭肌是全身肌肉中最大的一塊，所以這塊肌肉變得更大，代謝能力就會提升，也不容易變胖。

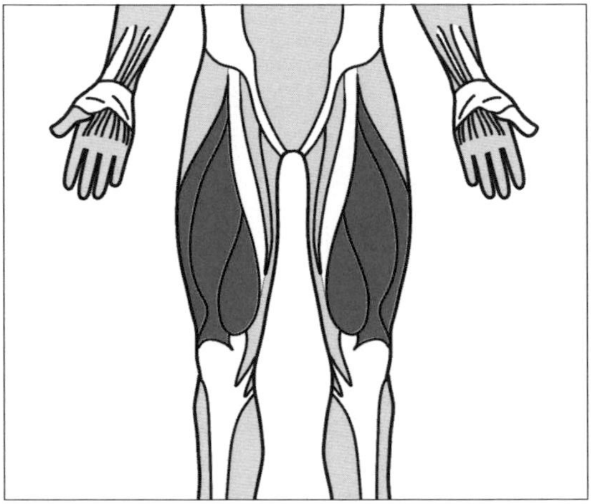

●股四頭肌（從正面看）

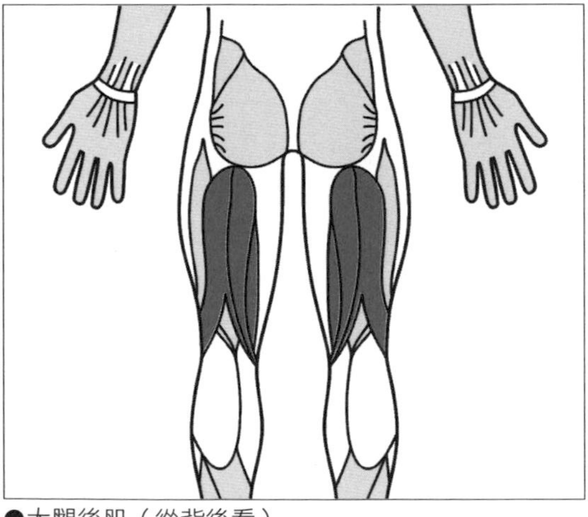

●大腿後肌（從背後看）

其中最一目瞭然的指標就是「走路的速度」。

走在街上時會發現，就算年紀差不多，人的走路速度也大不同。

當然，也有一些人是因為走累了所以慢慢走，但總是慢慢走的人基本上就是快肌衰退了。

「走路愈慢的人，死亡風險愈高」。

或許這聽起來是個謬論，但其實醫學上有數據可以證明。以前在東京進行過的實驗也獲得了相同的結果。

舉例來說，甚至從高齡者的走路速度，就能在某個程度推測出他還能再活幾年。

若不施以最大肌力的四〇％以上的負荷，就無法鍛鍊快肌，而走路時，股四頭肌的最大肌力為五％，就算快走也只用到十五％左右。

或許有些讀者會認為「因為腰腿開始衰退，所以要努力多爬樓梯！」但即便如此對肌肉的負荷也只有十五％左右。

想要鍛鍊腰腿，恢復到俐落颯爽的步伐、朝氣蓬勃的動作，還是推薦大家做ＨＩＩＴ。

ＨＩＩＴ當中推薦的運動，基本上都會運動到全身，以股四頭肌、腹肌、背肌等大肌肉施加負荷的運動為中心，所以**透過持續幾個月的ＨＩＩＴ，不僅肌肉持久力會提升，也能有效率地鍛鍊到快肌，找回敏捷的動作。**

4

減肥

不動時也繼續燃燒脂肪

◆一邊減脂一邊增肌的夢幻運動法

HIIT對於減肥也很有效，而且還是HIIT獨有的瘦身法。

HIIT的減重效果幾個月下來大概是〇．五～四公斤左右，與慢跑等中強度持續運動的案例相比其實沒有差別。但若你因此就斷定「什麼啊！就這麼點效果……」請等一下！

其實，**若單純比較減少「脂肪」的效果，HIIT的效果比慢跑更好**。

稍後也會詳細說明ＨＩＩＴ的減脂效果，不過ＨＩＩＴ**可以特別有效地減少腹部周圍脂肪與內臟脂肪**。

若要問為什麼減重效果差相無幾，那是**因為當我們持續做ＨＩＩＴ，脂肪減少的同時，肌肉也增加了**。

只要曾經認真減肥或做過肌力訓練的人就會知道，「減脂的同時增肌」是多麼辛苦的事。

即便到專用器材齊全的健身房也一樣費時費力，通常得先花三十分鐘用跑步機做有氧運動（目的在於燃燒脂肪和提升基礎代謝率），然後再做肌力訓練。

而**ＨＩＩＴ「僅僅只靠一項運動」就能同時做到這兩件事**。

一旦開始運動，我們很容易會因為想要趕快感受到效果，就不自覺地一直去量體重，這是人的天性。

只是這個時候不光只是體重，請大家也一定要關注體脂肪率。

只要持續做HIIT，就算體重變動不多，肌肉也會慢慢替換掉脂肪。

所以只要持續兩三個月的HIIT，身體線條就會明顯改變。因為即使體重相同，肌肉也會變得更發達、更緊實。

◆HIIT不易復胖！

只減脂肪的減肥，與增肌減脂的減肥，有著天壤之別。

如前所述，外在當然也是重要的動機，但**更重大的意義在於，能夠獲得「因為肌肉增加而不易復胖的體質」**。

透過持續進行HIIT，就像前文所提到的，粒線體的質與量都會改善。

如此一來，人類細胞會不斷消耗食物的養分，以及呼吸所吸入的氧氣，作為燃料製造出ATP（能量的來源）。

以工廠來比喻，就是生產線的規模和運轉率都有所提高，於是產量增加。即便是不運動的一般運轉時，ATP的產量也會增加。

而一般運轉時的ATP產量，就是所謂的「基礎代謝率」（所謂的基礎代謝率即是，假設在一整天都不活動的狀況下，人類維持生命所需消耗的能量。一般都說正常生活時消耗掉的熱量，有七成是基礎代謝率）。

當基礎代謝提升，身體就不再閒置營養或氧氣等這些吸收至體內的生產資源。

肥胖就是因為工廠有用不到的多餘養分，所以當我們靠HIIT增加肌肉之後，就算吃進同等分量的東西，也不再那麼容易長贅肉了。

順道一提，研究發現**HIIT也有抑制食慾的效果**。

進行激烈運動時，血中乳酸值與血糖值本來就容易上升、食慾會降低。若再加上HIIT，在胃部生成、刺激食慾的激素飢餓肽（ghrelin）濃度也會下降。

◆運動後也持續燃燒脂肪！「後燃效應」

有不少研究都陸續釐清了HIIT的減脂機制。

就粒線體來說，研究發現因為粒線體的量增加、質也提升，所以會促進脂肪分解（氧化），也發現經由運動刺激分泌的兒茶酚胺（catecholamine，是腎上腺素和正腎上腺素等的總稱）增加，也同樣促進了脂肪分解。

在種種機制中，特別希望各位關注的是所謂的「**後燃效應**」**（after-burn effect）**。後燃效應也稱為「EPOC效應」（Excess Post-exercise Oxygen Consumption，運動後過耗氧量），簡單來說，就是**運動結束之後的耗氧量仍然比平時多，並持續產生能量**的狀態。

而且此時，身體會**優先燃燒脂肪作為能量來源**。

單靠輕度運動很難達成充分的後燃效應。

EPOC效應要用最大攝氧量五〇～六〇％以上的運動強度，運動量愈大增加得愈多，在運動過後還會持續三～十四小時，有時甚至長達二十四小時。

接下來介紹的是二〇一七年所發表的研究結果，是HIIT與後燃效應關係的相關調查。

在這個調查研究中，把十八～三十五歲男性分為HIIT組與持續運動組。

而後將運動後的耗氧量與能量消耗量製成圖表，如次頁所示。

研究當中，持續運動組所從事的也都是相當費力的運動，即便如此，仍發現HIIT組與其相比，在兩個項目中都維持較高的數值。

3-6 運動後也持續消耗能量，後燃效果較高的 HIIT

■比起持續運動，HIIT在運動後仍消耗能量。

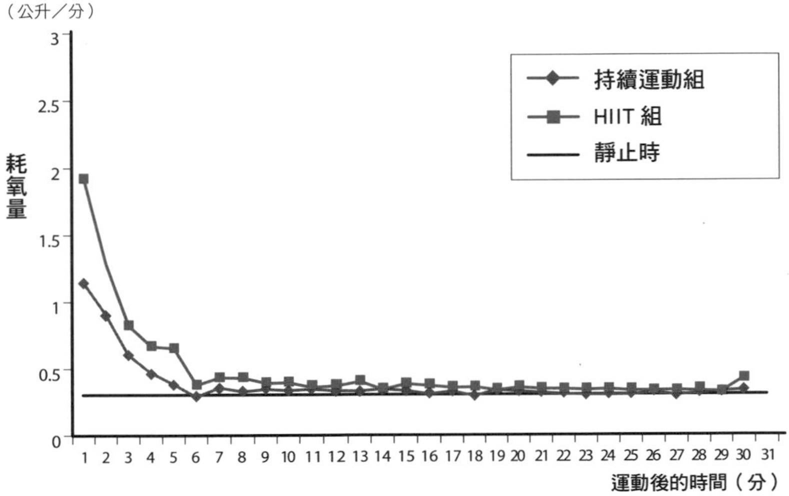

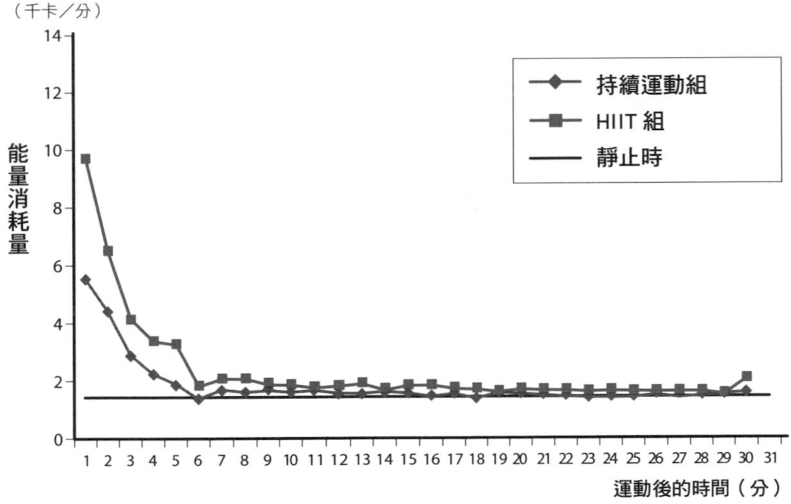

（改寫自Schaun GZ等，Eur J Appl Physiol 2017）

這就是後燃效應，像HIIT這種運動強度愈高的運動，後燃效應就愈能長時間持續。

換言之，如果在早上做了HIIT，至少在中午之前，身體都還能保持容易消耗能量的狀態（容易燃燒脂肪的狀態）。

HIIT本身的運動時間很短，所以或許也有人會質疑「這麼短時間的運動，為什麼能燃燒脂肪呢？」而原因就在於運動過後，身體會有後燃的變化與反應所致。

◆對於讓人介意的小腹也大有效果！

近年來，聚焦在HIIT減脂效果的研究也愈來愈多，二〇一八年在運動醫學領域的科學雜誌上，發表了總結三十九個研究的整合分析結果。受測者為總計六一七位的男女（平均年齡三八・八歲）。

其結果證明，無論男女，HIIT可以減少

■**總脂肪量**

■**內臟脂肪量**

■**腹部脂肪量（腹部的皮下脂肪量＋內臟脂肪量）**

順道一提，若要比較皮下脂肪和內臟脂肪，內臟脂肪是光靠改善飲食生活，就可以比較容易減掉的脂肪。就算是有「脂肪肝」的人也一樣，有時只靠限制熱量，就能獲得改善。

另一方面，難以減去的是皮下脂肪（從身體表面可以捏到的部分）應該很多人都煩惱過——「挑戰過各式各樣的減肥法，但唯獨肚子的皮下脂肪就是減不掉……」針對這部分，**HIIT不僅可減去內臟脂肪，也具有減少皮下脂肪的效果**，因此，我希望各位務必挑戰看看。

此外，也有研究比較了HIIT與中強度持續運動的減脂效果。

實驗中以四十五位年輕女性（二十歲左右，BMI值二十三左右）為受測對象，用以下條件分為「HIIT」、「持續運動」與「像平常一樣」三組，並測量十五週後的脂肪量。

■【HIIT】：用腳踏車測功器，以「全力衝刺騎八秒＋慢慢騎十二秒緩和」為一組，做六十組（共計二十分鐘）。每週三次。

■【持續運動】：用腳踏車測功器，以最大攝氧量的六〇%的運動強度持續騎乘。最初從十～二十分鐘開始，慢慢把運動時間延長至四十分鐘。每週三次。

■【像平常一樣】：盡可能在不改變日常活動性的狀態下，度過十五週。

結果從次頁的圖表也可得知，**無論是全身的總脂肪量或是腹部周圍的脂肪量，**

3-7 發揮出色減肥效果的 HIIT

■在HIIT 組裡，全身脂肪與腹部脂肪，與其他小組相比，都顯著地減少。HIIT 可說發揮了極為健康的減肥效果。

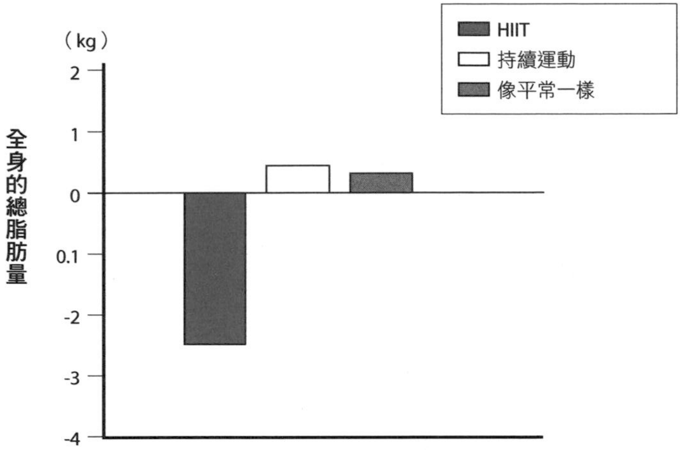

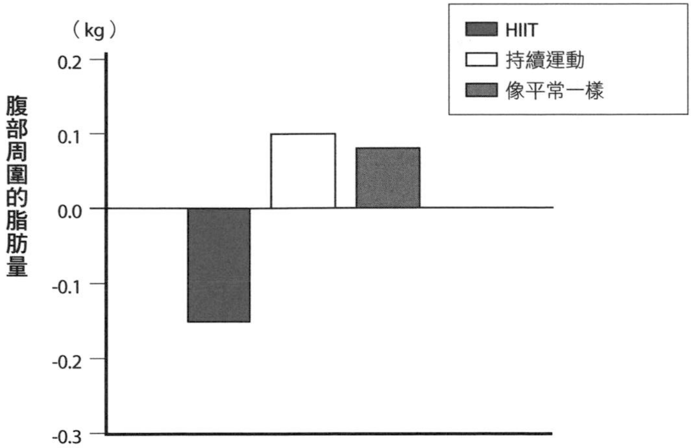

（改寫自Trapp EG等，Int J Obes 2008）

HIIT與其他小組相比，都顯著地減少。

不過，光看這個論文的結果，並無法斷言「HIIT能瘦，持續運動不能瘦」。在這個研究當中，持續運動組之所以沒有瘦下來（脂肪反而增加了），推測可能是因為負荷過輕。

姑且不論這個問題，在此我想說的是「**HIIT具備出色的減肥效果。而且HIIT用更短的時間運動，還能打造出不易復胖的體質**」。

◆短時間內難以顯現減肥效果

如前所述，HIIT作為減肥手段雖然有效，但人體並不會馬上有所變化，**為了能實際感受到成效，持之以恆非常重要**。

在某個研究當中，結果顯示兩週的短期間HIIT，對於身體的組成（體脂肪或肌肉量等）或有氧能力，在統計學上觀察不到顯著的變化。

這意味著，若有兩週的時間，粒線體等雖然已經開始出現變化，但肉眼可見形式上的變化卻尚未清楚地顯現。

若想要靠HIIT快速且盡可能地獲得顯著減肥效果，搭配飲食會是有效的方法。

此時最為推薦的是地中海型的飲食，這部分將在CHAPTER5中說明，敬請參考。

5 長壽 降低死亡風險

◆久坐會提高死亡風險

一般來說，運動習慣能降低各類疾病的風險，這是眾所皆知的事。但各位知道嗎？即便有運動習慣，某些行為還是會提高死亡風險。那就是「久坐」。

或許各位都曾經聽過「久坐的生活有害健康」的說法。

二〇一二年由澳洲的研究小組所發表，以約二十二萬人為對象的大規模調查研究結果發現，**坐著時間愈長的人死亡率愈高**（請參照一一八頁的圖表）。

而且，研究結果顯示，**「坐著」有別於其他身體活動，是獨立存在的危險因子，即便是有運動習慣的人，坐著的時間愈長，死亡的風險就愈高**（當然，與沒有運動習慣的人相比，死亡率還是較低）。

後來，全世界仍進行各種相關的調查研究。統合這部分研究的二〇一五年整合分析，也顯示了同樣的結論。也就是說，結論就是坐著時間愈長的人，罹患糖尿病、心血管疾病、癌症的風險就會上升，死亡風險也會上升。

我在得知了這研究結果之後，就購買了便於調整高度的書桌，在需要長時間文書作業時，盡可能地站著工作。站著工作出乎意外地不太會累，在午餐後容易被睡魔侵襲的「昏昏欲睡時間」，也不太會想睡，所以非常推薦。

3-8 坐著的時間愈長，死亡率愈高

■無論是否有運動習慣，在約二十二萬澳洲成人男女的研究調查中發現，坐著時間愈長的人，會提高死亡的風險。

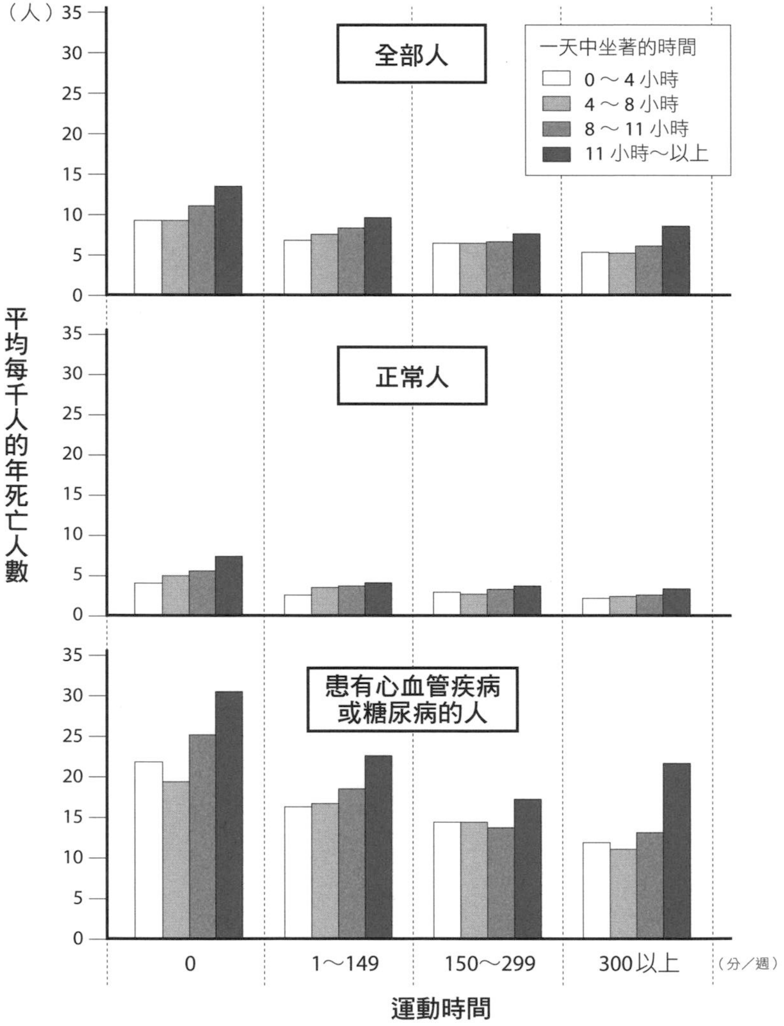

（改寫自van der Ploeg HP等，Arch Intern Med 2012）

也有其他的研究結果，證實了久坐的風險。

在染色體的末端有一個稱為端粒（telomere）的部分，在細胞增生的過程中，會反覆進行必要的細胞分裂，而端粒也隨之變短。研究發現，端粒較長的人有較為長壽的傾向。以美國高齡女性一二九七人為對象的調查結果顯示，**一直不動時間愈長的人，端粒就會變得愈短**。

在辦公室工作的上班族或許會覺得「這是工作需要，久坐不起也莫可奈何」。不過，即便是工作所需，**在久坐不起的一個小時裡，就算只起身短短兩分鐘也好，只要稍微活動一下身體，死亡風險就會降低**。

一邊打電話，一邊在辦公室裡走走也好，起身去泡杯咖啡也好。

若狀況允許，把HIIT引進辦公室也是一個選項（譬如在家工作的人、辦公室裡有空間的人，或是像我一樣有機會一個人窩在研究室裡工作的人）。

實際上，在CHAPTER4中也將會介紹幾位以體驗者身份挑戰HIIT的人。

其中就有一位「在深夜無人的會議室裡做HIIT」。這位體驗者最後成功地減掉體重，也減掉了體脂肪。

還有一點與前述減肥項目中所說明的後燃（EPOC）效應也相通的是，研究觀察發現，與三小時久坐不起的狀態相比，**在坐下的一小時後只要做六分鐘的HIIT，就算之後的兩小時一直坐著，代謝和循環系統也會持續亢進，身體會繼續保持耗氧量上升的狀態。**

6

糖尿病 血糖值大幅下降

◆對於改善第二型糖尿病也有絕佳效果

我尤其想推薦HIIT給在意血糖值的人。其中更是想推薦給注意飲食但沒有固定運動習慣的人。

在日本，推測罹患糖尿病的成人超過一千萬人（HbA1c值六．五％以上）。而糖尿病的後備大軍據稱也人數相當（同數值六．〇％以上、未滿六．五者）。

這些數字代表糖尿病對現代人而言是非常切身的疾病，而**HIIT對於糖尿病預防與病狀改善的效果也值得期待**。

觀察目標為改善糖尿病狀況的研究後發現，提及HIIT的頻率在這幾年明顯增加。

HIIT對肌肉帶來的變化大致分為三項。

1　肌肉運動能力增加（促進肌漿網內鈣離子的吸收）
2　最大攝氧量增加（改善粒線體的量與質）
3　促進細胞內葡萄糖（glucose）的吸收（GLUT4的增加）

尤其，會影響血糖值的是2和3。

所謂的GLUT4是指在體內負責運送葡萄糖的分子，GLUT是「glucose transporter（葡萄糖轉運體）」的略稱。

葡萄糖轉運體有各式各樣的種類，其中與糖尿病息息相關的就是GLUT4。

ＧＬＵＴ４就像是把葡萄糖搬入細胞內的卡車，ＧＬＵＴ４愈多，細胞的葡萄糖吸收量就會增加。

原本人體的機制就是，當血液中葡萄糖增加時，胰臟會分泌出胰島素，胰島素命令各個細胞「吸收葡萄糖」。

但是，第二型糖尿病的患者，細胞會變得不容易吸收糖分。

這稱為「胰島素敏感性降低的狀態」，或是「胰島素抗性上升的狀態」。

為了提高胰島素的敏感性，**其中一個方法就是改善粒線體的量與質**。也就是增加能量生產工廠本身，進一步提升各工廠的生產能力。

另一個方法就是增加ＧＬＵＴ４。

因為工廠數量再怎麼增加，如果搬運燃料（葡萄糖）的卡車數量不增加，葡萄糖終究也進不了工廠。

而在這一點上，**ＨＩＩＴ不僅透過運動消耗葡萄糖，也能同時解決粒線體與ＧＬＵＴ４的問題，非常有助於恢復胰島素敏感性、改善血糖值**。

在八十二頁所介紹的加拿大麥克馬斯特大學（McMaster University）的研究調查中，也調查了開始運動十二週後胰島素敏感性的變化，結果也發現ＨＩＩＴ在改善胰島素敏感性上表現出色（如次頁圖表）。

◆麻煩的運動靠ＨＩＩＴ三兩下就結束

也有別的研究結果顯示，第二型糖尿病患者在實踐了ＨＩＩＴ之後，在短短兩週（每週三次，共計六套）就明顯改善了血糖值。

3-9 HIIT 改善血糖值！

■十二週期間持續實踐 HIIT 的小組，胰島素敏感性有顯著的改善。

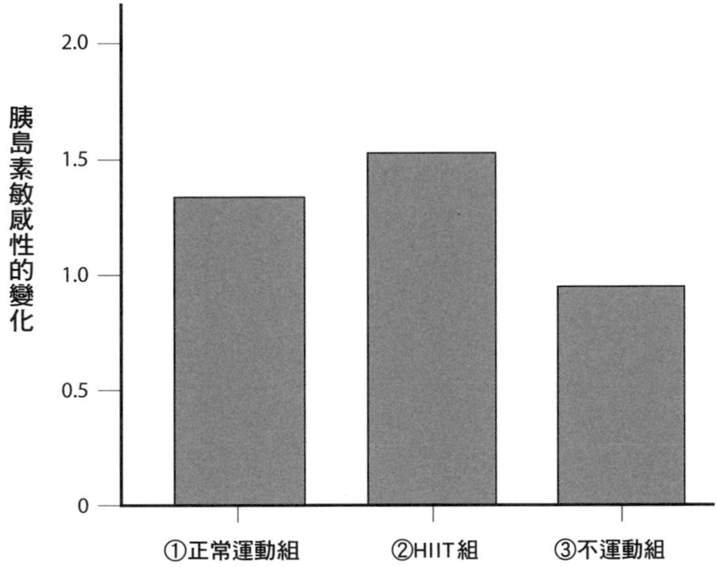

①正常運動組

運動強度為四十五分鐘內最大心跳率的七〇％以下，持續騎乘四十五分鐘（每週三次）。

②HIIT 組

施加負荷的踏板只全力踩二十秒（全力衝刺），以兩分鐘間隔，重複三次。

③不運動組

※圖表顯示與最初的測量值相比，十二週後胰島素敏感性成長了數倍。

（改寫自 Gillen JB 等，PLOS ONE 2016）

八位研究對象的平均年齡為六十二．五歲，BMI值三一．七。一組HIIT的內容包括以最大心率的八〇～九〇％騎乘腳踏車測功器一分鐘，加上休息一分鐘的運動，共做十組。

結果，外股肌（vastus lateralis，股四頭肌中最大的肌肉，位於大腿的外側）的「GLUT4」竟然增加了三．七倍。

這裡也大概寫一下血糖值的變化，**受測者二十四小時的血糖值平均降到一三六～一一八毫克／分升**。

容我再重複一次，這是短短兩週的結果。

罹患第二型糖尿病時，醫生一定會告訴患者要減肥和運動。醫生通常把這兩項視為一個組合來要求患者。

「因為罹患了糖尿病，所以要改變飲食生活，注意不要攝取過度的糖分」，這個因果關係是顯而易見的。

另一方面，則有不少糖尿病患者至今仍覺得「如果罹患糖尿病的原因是飲食，那光靠飲食減肥不就好了？而且，只要能控制糖分，應該就不需要運動了吧！」因此輕視運動。

或許是因為大家無法想像運動能帶來的體內變化。

只要理解做**HIIT（乃至於所有運動）會讓粒線體和GLUT4增加，打造出更容易消耗葡萄糖的體質**，對運動或許就能抱有稍微積極一點的心態吧。

順道一提，比較HIIT與中強度持續運動對於第二型糖尿病患者改善效果的整合分析（整合了十三個研究，三四五人的數據），結果確認了HIIT在改善「糖化血色素[9]」、「體重」、「BMI」、「最大攝氧量」上的優勢。

9 糖化血色素（HbA1c），人體血液中的紅血球中有血紅素，當血液中葡萄糖進入紅血球，和血紅素結合後，就會形成糖化血色素。檢查血液中糖化血色素地濃度，可以反映體內最近二～三個月的血糖控制狀況。

現在患有糖尿病，卻為擠不出運動時間所苦的人，請向主治醫生諮詢之後，試著挑戰HIIT吧。

◆睡眠不足是糖尿病的大敵

在這一節想要說明一下，關於糖尿病，除了「暴飲暴食」與「缺乏運動」之外還有意外不為人知的風險。

胰島素抗性增加的兩大主因為「肥胖」與「運動不足」。因此，提到第二型糖尿病的患者，有些人會認為「得糖尿病的人本來就胖、平時吃很多。所以這個病跟自己沒什麼關係」。

但罹患糖尿病的主要因素不僅僅如此而已。

與美國人相比，日本人就算不胖，罹患糖尿病的人還是很多，**近年來研究發現現代**

人糖尿病的增加可能與睡眠不足有關。

有個研究以非糖尿病患者的一五五九位美國成人為對象，調查「睡眠時間」與「血糖值上升風險」的關係。

根據此研究結果發現，**兩天期間睡眠時間合計在十一小時以下者，血糖值上升的風險明顯上升**。

研究觀察到，睡眠時間少的人會出現「葡萄糖耐受性異常」（impaired glucose tolerance, IGT），指將上升的血糖值降低的體內能力變差。

睡眠品質下降也與葡萄糖耐受性異常息息相關。有研究報告指出，平時充足睡眠且過著健康生活的人，光是短暫地妨礙深睡（non-REM睡眠，non-rapid eye movement，非快速動眼期）、讓睡眠品質變差，胰島素抗性就會增加，陷入血糖值難以降低的狀態。

3-10 不管多健康，睡眠品質變差就會造成醣代謝異常！

■即便是健康年輕的人，只要連續三天深睡（non-REM睡眠）受到干擾，就會造成糖代謝異常。

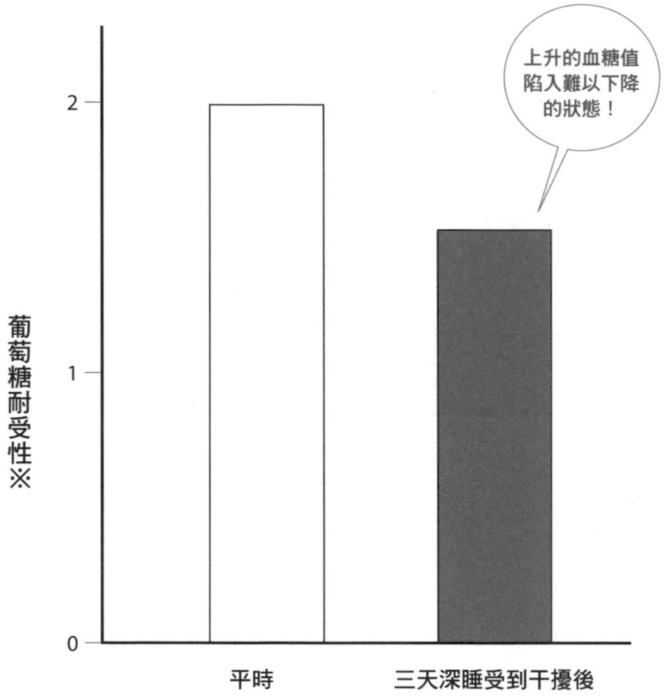

※表示投入葡萄糖後，經由胰島素的作用，每一分鐘血糖值下降的比例（%／分）。

（改寫自Tasali E等，Proc Natl Acad Sci USA 2008）

右頁的圖表也顯示，如果連續三天妨礙體格健全年輕成人的深度睡眠，葡萄糖耐受性會降低多少。這個結果反映出**無論多健康的年輕人，當睡眠品質降低時，立即就會出現糖代謝的異常**。

◆即便睡眠不足，也能預防血糖值上升的HIIT

那麼為什麼睡眠時間變短、睡眠變淺時，血糖值會上升呢？推測其原理有二。

一個是壓力。

因為當健全的睡眠受到干擾，名為皮質醇（cortisol）的壓力激素的分泌會增加，皮質醇會抑制胰島素訊號的傳達。

換言之，「吸收葡萄糖！」的命令會變得難以散佈出去。

另一個則是游離脂肪酸的增加。所謂的游離脂肪酸，是指中性脂肪被分解時所產生的脂肪，肥胖者的血液中含有較多的游離脂肪酸，會提高胰島素抗性，是導致血糖值升高的主要因素之一。

而且研究發現**游離脂肪酸（雖然詳細機制仍未釐清），在睡眠受到干擾時也會增加**。

也就是說，充分且優質的睡眠有助於預防疾病，但整天被工作、家事、育兒或晚上的應酬追著跑、背負龐大壓力的人，也不是說句「啊，原來如此！」就能輕易地增加優質的睡眠時間。

其實，HIIT正是想要推薦給這樣的人，因為不管什麼生活模式，HIIT都能比較輕鬆地安排進生活中，培養運動習慣。

在以十一位十八～三十五歲的正常男性為對象的研究調查中，也確認了二十四小時都不睡，血糖值會升高，胰島素抗性也會增加。

然而，研究結果發現，**睡眠不足的狀況，如果進行HIIT，就能抑制血糖值升高**

與胰島素抗性的增加。

理由有二。一是因為HIIT具備強力的糖代謝改善效果（能量消耗，以及粒線體與GLUT4的改善），再者，也有了降低游離脂肪酸的效果。

7

高血壓

過高的血壓會降低

◆六週的HIIT讓高齡者的血壓降低九％

有調查數據顯示，HIIT對高血壓也有效。

調查對象是六十五歲前後的英國男女十二人，以每週兩次，讓一半的人做HIIT，一半的人做平時的運動，觀察他們六週之後身體機能的差異。

這個研究中所採用的HIIT菜單是踩腳踏車，只要全力衝刺踩踏六秒即可，施加的負荷是男性體重的七％、女性的六．五％。

隨後，至少加入一分鐘的休息，當心跳率低於一二〇次／分時就再踩。

組數從一天六組開始，慢慢增加組數，最終達到一天十組。

結果發現，僅僅六秒鐘的ＨＩＩＴ，果然還是在各方面都展現了成效。

最大攝氧量增加八％，身體的敏捷度也提升了。

尤其，最大幅改善的就是收縮期血壓，比實施前低了足足九％。假設原本的血壓是一四〇的話，表示足足降到一二七。

雖說是全力衝刺的ＨＩＩＴ，但短短的六秒就能有這樣的效果，不覺得很驚人嗎？

8

膽固醇

好膽固醇增加，壞膽固醇減少

◆讓好膽固醇與壞膽固醇的比例變好

膽固醇分為好膽固醇與壞膽固醇兩種。

好膽固醇（HDL，high density lipoprotein，高密度脂蛋白），負責把多餘的脂質送到肝臟。由於替身體減少了多餘的壞膽固醇，所以稱為「好膽固醇」。

另一方面，壞膽固醇（LDL，low density lipoprotein，低密度脂蛋白），則是把脂質送往全身。

當ＬＤＬ膽固醇過剩時，血管的脂質會增加太多，成為動脈硬化的原因，所以是壞膽固醇。

健康檢查等一般也會寫出總膽固醇值，但比起這個數值是高或低，**重要的是好膽固醇與壞膽固醇的比例**。

就算總膽固醇值高，但好膽固醇較多，與壞膽固醇的比例均衡，就不太有什麼問題。

另一方面，即便總膽固醇不太高，但好膽固醇少、壞膽固醇多，就需要改善了。

近年來的整合分析研究結果指出，**HIIT讓壞膽固醇顯著減少**，與慢跑等持續性運動相比，**HIIT更能讓好膽固醇值提高**。

9

認知機能

腦細胞增加，資訊處理能力提升

◆認知機能和記憶不可或缺的蛋白質會增加

從各式各樣的研究中發現，ＨＩＩＴ不僅能打造健康的身體，也能為腦神經細胞帶來好的影響。

人類體內存在一種促進腦細胞增加和成長的蛋白質，稱為ＢＤＮＦ（brain-derived neurotrophic factor，腦源神經營養因子）。

在醫學的領域裡已得知，運動可以促進ＢＤＮＦ的生成，但在二〇一五年所發表、使用白老鼠的研究中發現，比起中強度的持續運動，ＨＩＩＴ更能增加腦內的

ＢＤＮＦ。

二〇一八年發表的另一個使用白老鼠的研究中還發現，透過讓白老鼠實施ＨＩＩＴ，能提升位於大腦海馬迴中ＢＤＮＦ的生成，這是認知機能和記憶所不可或缺的重要物質。

調查人類ＢＤＮＦ所採取的方法，一般是調查血液中ＢＤＮＦ。

結果確認了**ＨＩＩＴ可以讓血清中的ＢＤＮＦ濃度上升**。

甚至，在別的研究中，就算只做了一次ＨＩＩＴ，也顯示出血清中ＢＤＮＦ的濃度增加，這暗示著**ＨＩＩＴ很有可能有助於提升認知機能**。

◆就算是高齡者，腦細胞也會增加！

超過三十年以前，我在大學學習解剖學的時候，教授告訴我們「長大成人之後，腦細胞就會一直死去」。

或許直到現在，都還有人相信這個說法。

人的腦細胞的確壽命有限，已經死去的腦細胞不可能復活。

但與此同時，人類具備了製造出新的腦細胞的能力。

而且這能力無關年齡。研究發現，高齡者也能製造出新的腦細胞。

而**增加腦細胞最簡單的方法正是有氧運動**。

舉例來說，有數據顯示有健走習慣的人比較不容易罹患失智症，推測這還是與經由運動製造出新的腦細胞有關。

不過，這並不代表「只要有運動就好」。還是要注意不要攝取過度的熱量。

一般常說「肥胖是失智症的風險因子」，這是因為**熱量攝取過度時，腦細胞不容易增加**。

但反過來說，腦部若沒有充分的營養，也還是會成為腦細胞減少的原因。

自始至終，重要的都是適量的飲食，以及運動。

若想同時以運動和飲食**增加更多腦細胞，推薦各位的是「嘗試著學習新事物**」。

比如說，現在在繪畫上完全是個外行人，只要正式地學習素描等，並孜孜不倦地持續畫下去，幾年之後應該也能畫出一些稍微有模有樣的作品。

這是因為當事人的大腦當中，掌握輪廓、駕馭畫筆作為自己雙手的延伸等，掌管這些能力的特定領域的腦細胞增加，變得發達。

在工作上學習新事物，一般在社會上會說是「累積經驗」，而在腦科學的領域裡則會稱之為「讓大腦的構造和機能，變成符合該工作的狀態」。

因應狀況製造出新的腦細胞，為了讓細胞相互之間取得聯繫，藉由「突觸連結（synaptic connection）」創造出新連結的現象，稱為「大腦的可塑性」。

為了促進「大腦的可塑性」，不斷製造出BDNF非常重要。

因此，如果各位讀者今後想要學習新的事物或技術，如果先養成如HIIT這樣的運動習慣，增加了BDNF之後再投入，或許會進步得更快。

反過來說，如果**長年運動不足、飲食生活混亂，再加上對新事物毫無好奇心，腦細胞就會不斷減少，愈來愈「腦袋僵硬」，失智症的風險也會變高，所以要特別注意。**

◆資訊處理能力提升

除了BDNF這種蛋白質增加之外，近年來也有愈來愈多研究小組在調查HIIT能對大腦機帶來的實際改善效果。

二〇一八年發表的一個研究就把焦點放在受測者的大腦執行機能（executive function）。

所謂的執行功能，是指「為了有效完成具備目的之一連串活動，所需的大腦機能」。

平日的工作有時會覺得「今天頭腦清醒、神清氣爽！」，能迅速俐落且毫無失誤地完成工作，相反地，有些日子則會覺得「今天不知怎麼了，腦袋就是不聽使喚……」。

這個差距就是源自於被稱為大腦指揮塔的前額葉皮質（prefrontal cortex），其重要機能之一——「執行功能」能否如常發揮。

為了定量地測量執行功能，研究採用腦科學領域裡經典的「斯特魯測驗（stroop test）」（讓受測者喊出顏色，而非寫在紙上的文字。舉例來說，當看到用紅色的字寫著「綠色」的話，就請受測者按下「X」的按鈕，然後測量反應時間）。

受測者分為兩個小組，首先讓所有人都接受斯特魯測驗。

然後，讓一個小組做十分鐘的HIIT（暖身兩分鐘＋以最大負荷的六〇％踩腳踏車運動三十秒＋三十秒休息，共八組），加上休息十五分鐘。

另一組則請他們直接休息二十五分鐘，最後讓所有人再接受一次斯特魯測驗。

結果如次頁的圖表。

比較導出正確答案為止的反應時間發現，不運動一直在休息的小組，在第二次的測驗中反應時間變長了（資訊處理能力變得遲鈍），相對於此，實施HIIT的小組反應時間變短了（反應速度變快）。

換言之，**藉由HIIT，資訊處理能力提升了**。

另外，再運用NIRS（near-infrared spectroscopy，近紅外光譜儀）來觀察此時大腦的變化，結果發現HIIT的受測者的左腦背外側前額葉（dorsolateral prefrontal cortex, DLPFC），這個與資訊處理等高階腦部機能相關的部位當中的氧合血紅素[10]增加了。

氧合血紅素增加，就是該部位運作變得活躍的證據。

10 氧合血紅素（oxydative hemoglobin），血紅素是紅血球中的色素蛋白質，有運輸氧至各身體部位的重要任務。紅血球中的血紅素和氧結合，就稱為氧合血紅素。

3-12　實施 HIIT 後資訊處理的速度上升

■進行測驗調查大腦的執行功能，發現 HIIT 提升了資訊處理能力

〈斯特魯測驗〉

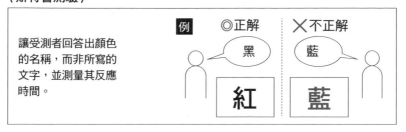

讓受測者回答出顏色的名稱，而非所寫的文字，並測量其反應時間。

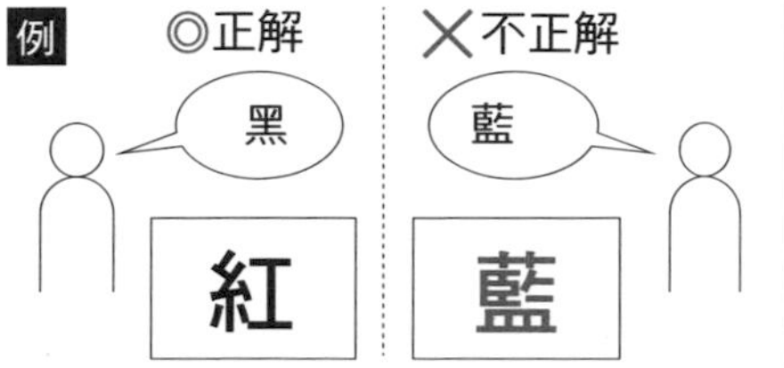

〈HIIT 組和什麼都不做只休息組的斯特魯測驗反應時間〉

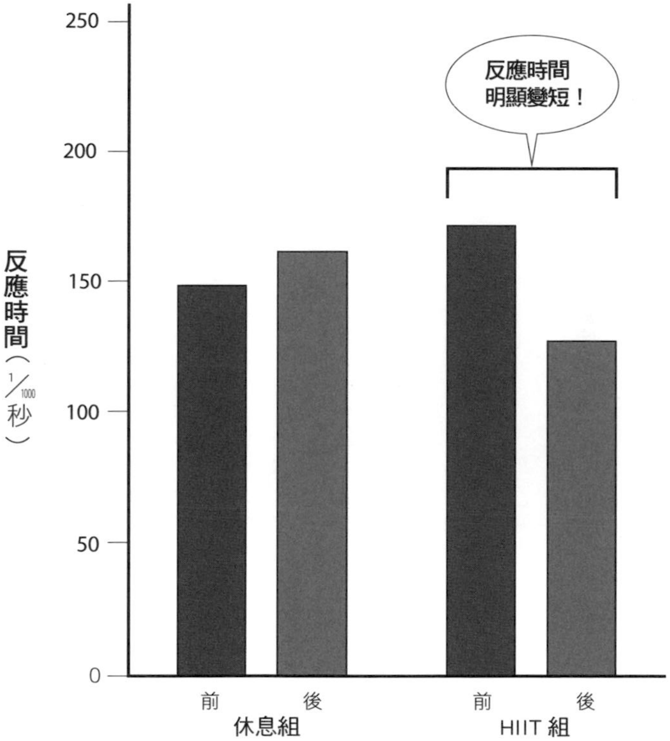

（改寫自 Kujach S 等，Neuroimage 2018）

◆運動可以調整大腦狀態

我自己大多在早晨做HIIT，做完HIIT後寫論文或書稿，很多時候專注力會提升許多，工作進展順利（其實這本書的文章也大部分也都是在做完八分鐘HIIT後的上午撰寫的）。

或許有人會覺得，運動過後累得要死專注力會下降……，但因為HIIT的運動時間短，運動後幾乎不會留下疲勞感。

這不僅限於HIIT而已，**「運動不僅最適合用來調整身體狀態，在調整大腦狀態上也十分有效」**，這個說法在現今的醫學界裡已經相當穩固了。

雖然其機制尚未完全釐清，但以現況來說，推測是經由下列的機制，讓腦內環境獲得獲得改善。

■促進BDNF等神經營養因子的分泌

■腦部血流增加（藉由運動讓更多氧化的血液運送到大腦，促進腦血管的新生）

■促進腦細胞的新生

■增加資訊處理相關的神經傳導物質（多巴胺或正腎上腺素等）

同時也發現這類腦內環境的改善，比起不太施加負荷的運動，**施加某種程度（中強度）以上負荷的運動，更具效果**。

10

持續性

因為看到成果才能持之以恆

◆運動不持之以恆就沒有意義

「為了減肥或維持健康挑戰各式各樣的運動，結果都沒辦法長久持續下去……」這種人應該也變多的。

對身體施加負荷的運動，無論如何都會伴隨著「辛苦」，所以產生心理上抗拒的反應也是理所當然。

左右運動是否能持續的重大關鍵，通常就是在剛開始運動時，所謂的「習慣扎根時期」。

只要能克服這一關，運動就會愈來愈成為理所當然，無需仰賴意志力或理性也能逐漸養成習慣。

舉例來說，加入體育類社團的新生等，大約在撐過了暑假集訓之後，也就慢慢習慣了累人的運動，剛加入時會有的負面反應也漸漸消失了對吧。

不過，體育類社團因為具備了「贏得勝負」、「精進比賽項目」這類運動以外顯而易見的目標，所以比較容易維持住動機。

問題就在於以「減肥」或「維持健康」為目標而運動。

除非是有什麼非常迫切的理由，否則意志力不強的人往往都無法持之以恆。

在這一點上，有研究結果顯示**HIIT比較容易讓人覺得運動是開心的**。

站在醫生的立場，我當然希望更多人能養成運動的習慣，並能夠感受到運動很開心這個優點，我認為是非常重要的關鍵。

◆十二人中有十一人，回答ＨＩＩＴ讓人比較「滿意」

接著要從運動樂趣的觀點，介紹幾個比較「ＨＩＩＴ」和「中強度持續運動（慢跑等）」的數據。

在某個研究中，請十二位健康的男女使用腳踏車測功器做兩種模式的訓練。一種是在最大四五％的負荷狀態下，持續踩腳踏車二十分鐘，即一般的有氧運動。另一種則是在最大攝氧量的八五％的負荷下，踩腳踏車一分鐘，再加上一分鐘的恢復時間（以二五％的負荷踩腳踏車），共做八組。這就是ＨＩＩＴ。

結果發現，雖然ＨＩＩＴ運動後的疲勞感較強，但在**「樂趣程度得分」中ＨＩＩＴ明顯較高，十二人中有十一人，在從十七個問題計算出來的答案，都回答「比起另一個持續性運動，更偏好ＨＩＩＴ」**。

進行HIIT樂趣程度較高的原因之一，研究者推測是因為**「時間效率佳，刺激不同，而且具有挑戰性的要素」**。此外，最終還是偏好HIIT的受測者較多，其原因可能在於**「透過達成給自己的挑戰，能夠獲得自信」**。

也有研究調查了長達六週的「樂趣程度得分」數據。

這個調查當中，以經常久坐的大學生為對象，使用腳踏車測功器，把受測者分為實施HIIT的小組與實施中強度持續運動的小組，請他們在六週期間，每週運動三次。

運動時，HIIT小組實施的菜單是，最大心跳率九〇～九五％的運動一分鐘，接著一邊做極輕度運動一邊休息一分鐘，以此為一組，共做十組（合計二十分鐘）。中強度持續運動的小組，則持續進行最大心跳率七〇～七五％的運動二十七．五分鐘，以達到與HIIT同等的能量消耗量。

3-13 HIIT 愈做愈「開心！」

■比較 HIIT 和持續性運動的「樂趣程度」，發現HIIT持續愈久，樂趣程度就愈上升。

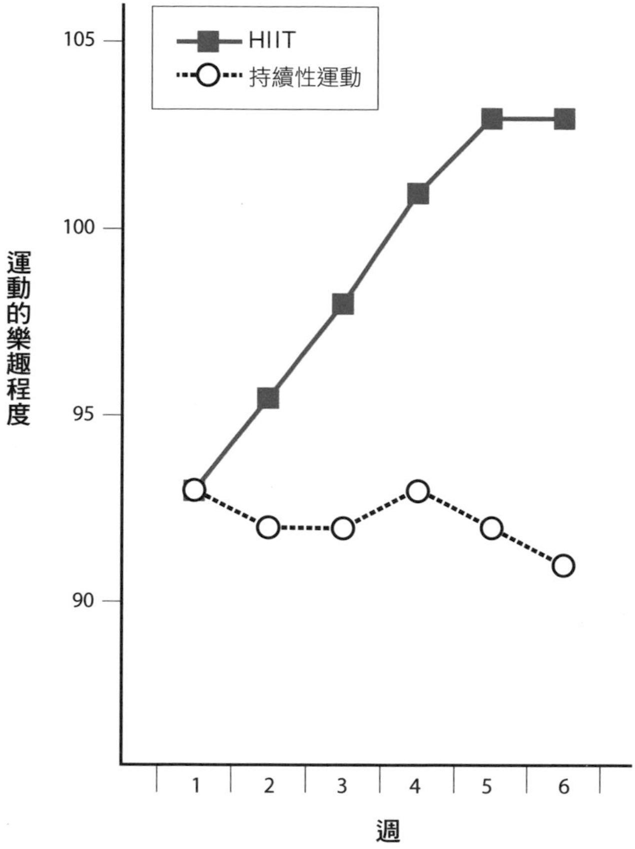

※運動樂趣程度得分（十八個問題用七個等級來評比的合計值）六週期間平均值的演變。得分最高是一二六，得分愈高、樂趣程度也愈高。

（改寫自Heisz JJ等，PLOS ONE 2016）

另外，每週五的運動過後以問題表檢視「運動樂趣程度」，結果發現中強度持續運動的樂趣程度從平穩往減少的方向發展，相對於此，**HIIT小組的樂趣程度則是愈來愈高**。

與持續運動的差距，從右頁的圖表中也顯而易見。

◆HIIT的特徵「低放棄率」

也有一些調查退出（途中就放棄）率的研究。

將平時經常久坐的三十四位受測者，以隨機的方式分配至下列三個運動群組，請他們以每週兩次的頻率，持續運動八週。

■【HIIT組①】最大心跳率的八五～九五%的運動四分鐘兩組，每週兩次（包含暖身在內，每週合計三十分鐘）。

■【HIIT組②】最大心跳率的八五～九五％的運動一分鐘五組，每週兩次（包含暖身在內，每週合計二十分鐘）。

■【中強度運動組】中強度地持續踩腳踏車，每週一至三次（包含暖身在內，每週合計七十六分鐘）。

結果發現，在八週結束之前，放棄運動的受測者退出率，HIIT組①為十七％，HIIT組②為八％，中強度運動組則為三七％。

同樣是HIIT運動，時間短的退出率較低雖然也值得注意，但相較於中強度運動組大約三個人中就有一個以上退出，HIIT組②裡，大約十二人中才一人退出這一點，更是非常值得關注。

甚至在這個研究中，也證明了HIIT獨有的良好訓練效率。

三個運動群組的最大攝氧量增加程度如下。

■HIIT組①＝增加二〇％
■HIIT組②＝增加二七％
■中強度運動組＝增加十六％

與中強度運動相比，**時間短了六〇％的HIIT組，至少在最大攝氧量，即持久力提升方面是具有強大效果的**。

◆持續HIIT的訣竅

接著，下一章將要介紹各位實際在家裡也能做的HIIT練習菜單，但如果三天打漁兩天曬網，就無法獲得在這一章裡解說的效果與效用了。

因此，要在此介紹幾個持之以恆做HIIT的訣竅。

一個就是不要把運動時間訂太長。

同於前述研究，另外也有其他研究結果顯示「**長間歇（連續運動時間＋休息時間＝一組的時間）雖然在醫學上的成效值得期待，但會降低樂趣程度**」。

在以肥胖體型者為對象的研究中，結果發現「**一組動作超過二分鐘，樂趣程度就會降低，而三十秒或六十秒時的樂趣程度最高**」。

這些數據也可說直指了HIIT的本質。

因為一般人能夠持續做HIIT這種高負荷運動「唯一」的原因，都是因為某種程度上心裡有個底，明白「辛苦歸辛苦，但看得見終點」。

覺得「辛苦只有一下下」，和覺得「這個辛苦還要再持續一會啊……」在精神層面上是完全不同的感受。

前者有一種「只要再努力一下，好像就撐得過去！」極富挑戰性的感覺，後者則彷佛是一場單打獨鬥的忍耐大會。

如此一來，直到最後都還能持續運動的人，大概也僅限於有毅力的人或是原本就有運動經驗的人等。

此外，**一次運動的總計時間較短，也比較容易持續下去**，所以一天進行HIIT總計的時間，最長也最好不超過二十分鐘左右。

剛開始運動時因為動機強烈，很容易一不小心就逞強。首先，不妨把整體時間包含暖身等在內，先試著控制在十分鐘左右。

◆揪家人和朋友一起來的話就會成功！

除了設定條件之外，另一個想推薦給大家能夠更容易持續HIIT的訣竅，就是**和別人一起開始做HIIT**。

可以的話，愈親近的人愈理想，夫妻、情侶、朋友或是辦公室裡志同道合的夥伴都很適合。

一般常說「如果想要持續做某件事，和夥伴一起執行就比較容易持續下去」，也有數據證明這件事。

一個人養成習慣持續運動時，最大的阻礙就是「動機意識降低」。

許多人開始運動的理由，出乎意料地都是源自外部因素。

例如，

「不運動不行啊，醫生也這麼告誡我了。」

「要不要來減肥呢，身邊的同事大家都這麼瘦。」

很多類似的狀況。

這類外在因素的動機作為基礎十分脆弱，只要稍微辛苦一點，決心很容易就會崩解。

另一方面，如果是幾個人一起投入某件事，由於會產生與他人間的連結，透過這種相互作用就容易產生其他的動機。

若以HIIT而言，

「互相勉勵時的氛圍很開心，也讓人更起勁」

「因為能一起分享完成運動後的成就感，很開心」

「因為女朋友很努力，我也要加油才行」

就會萌生種種這類的情感。

根據二〇一五年在英國以五十歲以上男女為對象所進行的研究，當伴侶在身體上變得有活力時，另一方也容易變得有活力，這樣的現象也清楚地反映在統計數據上。

也就是說，如果邀請太太或先生一起開始做HIIT，彼此互相激勵，持續下去的可能性就比較高。

3-14 和同伴一起開始運動更容易養成習慣

■比起一個人運動，找人一起更容易持續下去

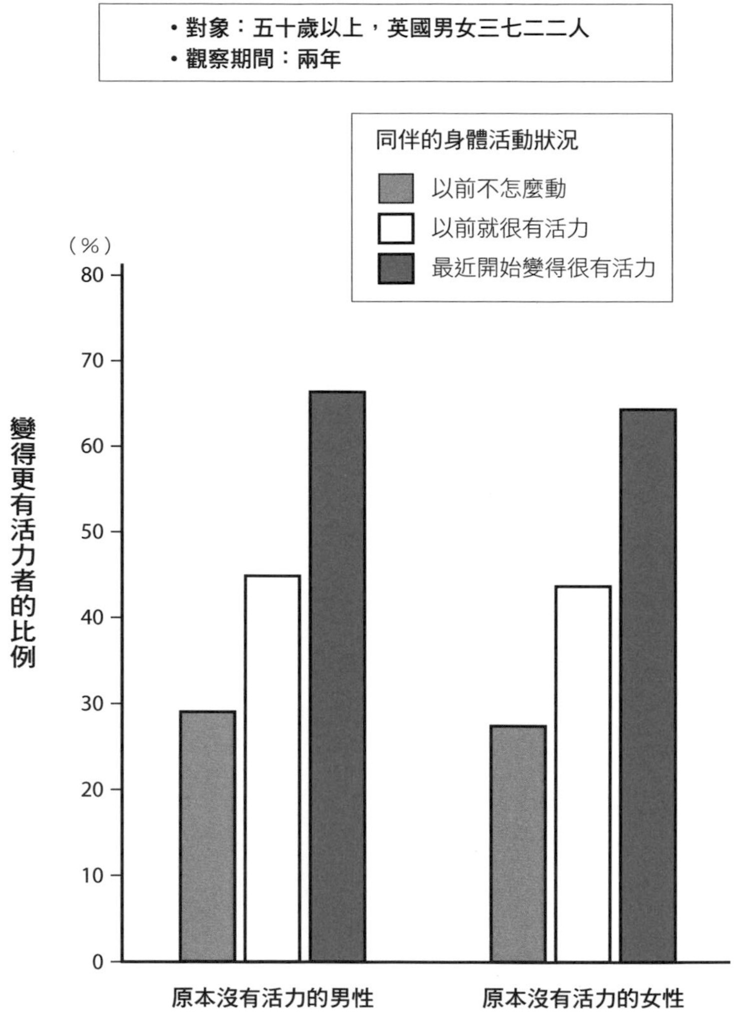

（改寫自Jackson SE等，JAMA Intern Med 2015）

CHAPTER 4

首先一天四分鐘！在家就能做的HIIT課表

LESSON1

TIPNESS式HIIT課表體驗

▼讓人不厭煩的一個月（十六種）課表

以短時間就能得到高度運動效果的「HIIT」，如今，在健身運動先進國美國是最受歡迎的鍛鍊方法（在「Fitness Trends 2018」榮獲第一名），也是負責監修本章的健身俱樂部・TIPNESS中受歡迎的運動方法之一。在日本也慢慢打開了知名度。

當不習慣運動的人要在自己家裡進行HIIT，最棒的就是不需要專業器械、在狹小空間也能進行，而且只要做單純運動到軀幹與下肢等大塊肌肉的動作。不過，當運動變得單調，最後勢必會感到煩膩。因此這次要介紹十六種（＋健身房運動兩種）的運動菜單。

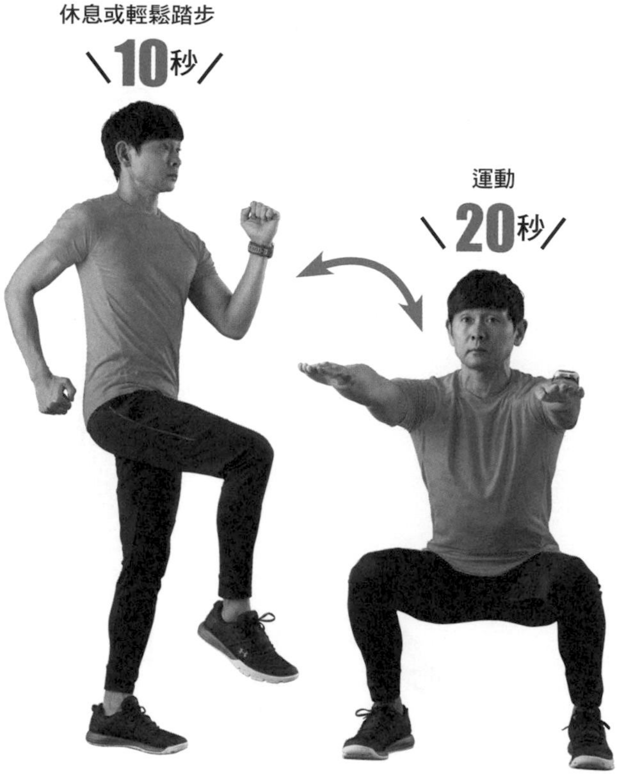

▼基本是以「二十秒運動＋十秒休息×八組」為一回合

在TIPNESS最推薦的HIIT課表基本模式是「二十秒運動＋十秒休息×八組」。做完高負荷運動二十秒後，休息十秒鐘，再前進下一組動作，共重複八次。

運動強度不妨從「有點費力」（稍微有點喘）開始，再慢慢提升強度。

以正確姿勢進行效果會更好。請務必讀取各個菜單附上的QR Code，觀賞影片示範。

LESSON2

提高HIIT效果
運動前後的伸展

WARM UP!

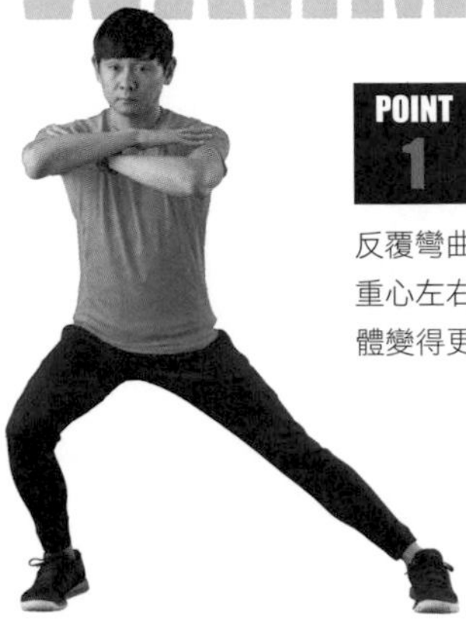

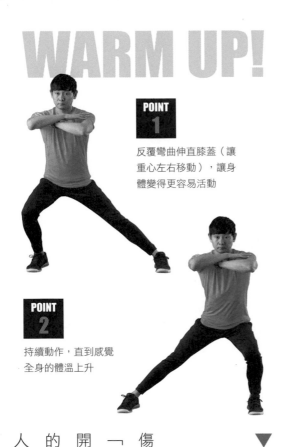

POINT 1

反覆彎曲伸直膝蓋（讓重心左右移動），讓身體變得更容易活動

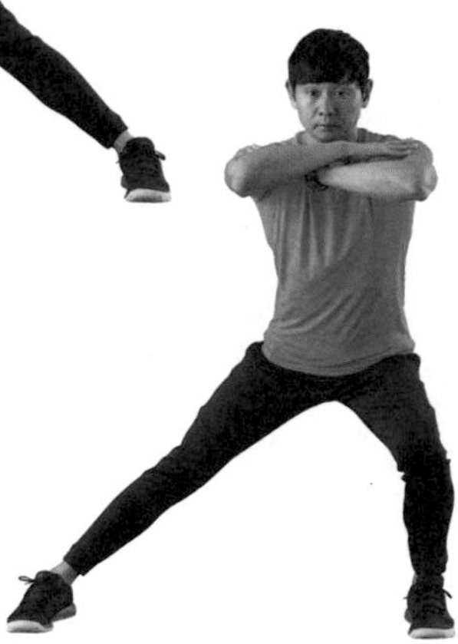

POINT 2

持續動作，直到感覺全身的體溫上升

▼運動前稍微活動以提高肌肉溫度

暖身運動的目的在於防止受傷。有節奏地活動身體，試著去「讓血液流貫肌肉，提高溫度、鬆開身體」和「拓展肌肉與關節周邊的可動域」。愈是沒有運動習慣的人，愈要細心暖身。

POINT 1

輕輕活動身體，讓心跳率（慢慢地）下降

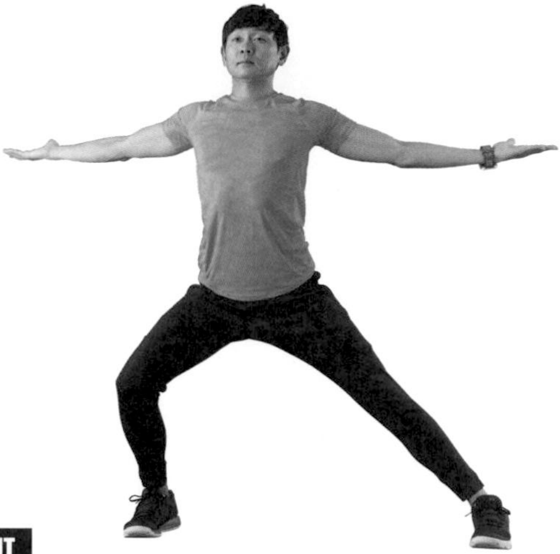

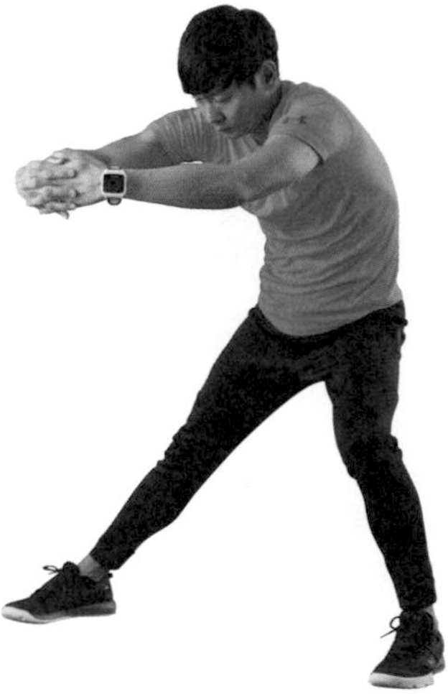

POINT 2

用（靜態）伸展和深呼吸放鬆

▼運動後溫柔地伸展用到的肌肉

緩和運動主要進行的是「伸展」和「深呼吸」。有不少人輕視緩和運動，但緩和運動對於消除疲勞和打造不易受傷的身體是非常重要的。因為承受負荷的肌肉，累積了老舊廢物和疲勞物質。在這種時候突然停止運動，這些物質就會直接蓄積在體內。

透過運動後確實伸展，血液中的老舊廢物和疲勞物質就會排出。再藉由深呼吸促進血液循環，就能夠促進這些物質的分解。

LESSON3

不讓肌肉厭煩！HIIT課表的作法

▼先連續一個月，挑戰一次四分鐘的HIIT！

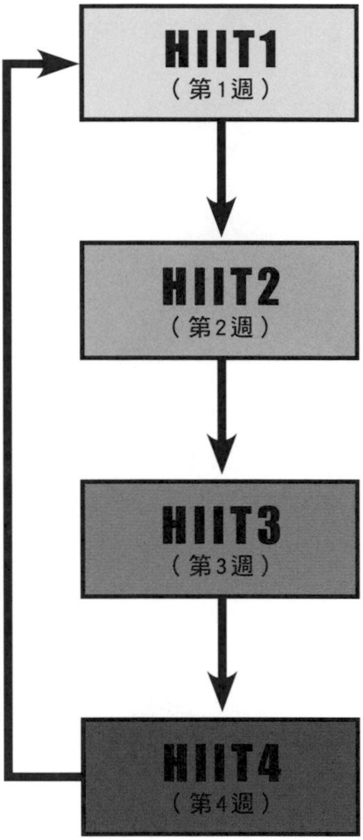

這次準備了每週的運動菜單，共四週份（一個月的份）。首先把這四週的運動菜單做一輪。這次介紹TIPNESS的HIIT，先從一天四分鐘（一回合）開始，然後再慢慢增加回合數也無妨，但因為當身體感到負擔往往就會無法堅持下去，所以不要逞強，最長一天也只做到二十分鐘（五回合）就好。頻率大概是一週三、四次。最

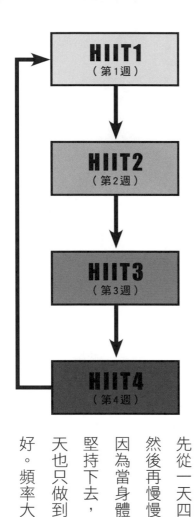

例：HIIT1

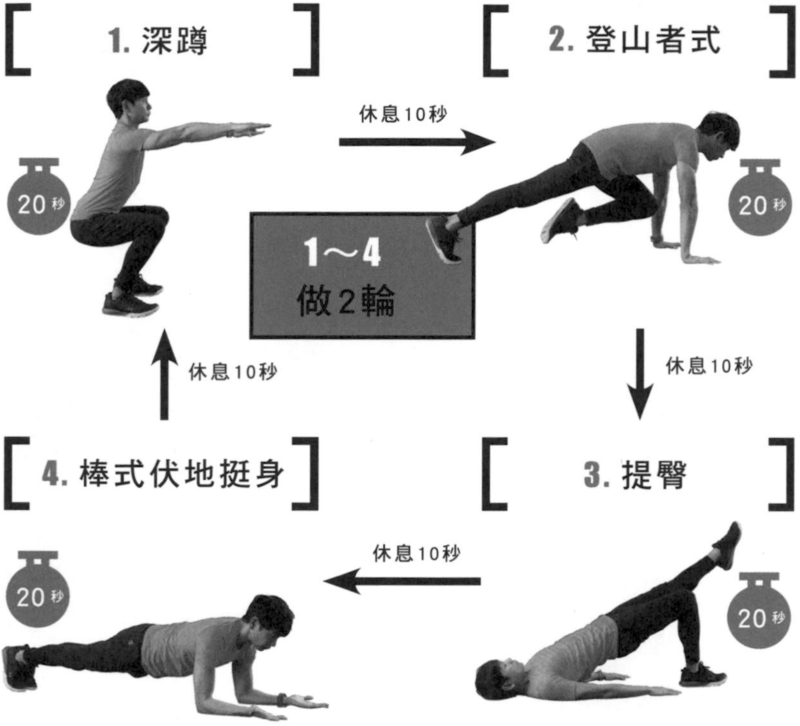

好避免連續幾天都做。每週更換運動菜單，除了要避免對運動感到厭煩，其實也是因為肌肉對刺激也會膩。所以，為了提升運動效果，輪替也很重要。

▼用四種運動讓肌肉不厭煩！

一回合所進行的運動由四種運動所構成。按照順序完成，做完兩輪後，一回合就結束。活動全身的肌肉與關節，因為均勻地施加負荷，所以能獲得勻稱的體態。

HIIT1

第一週總之先做完！

1 深蹲

鍛鍊部位 腿部（大腿肌）、臀部（臀大肌）

20秒

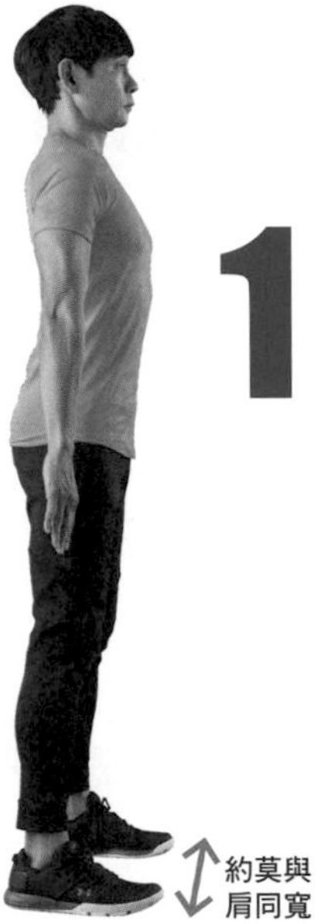

1 雙腳與肩同寬，抬頭挺胸，腳尖微微向外，膝蓋和腳尖朝同個方向。

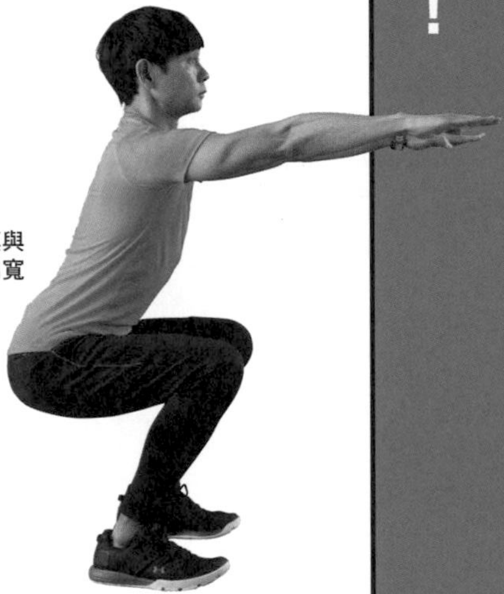

2 想像坐在椅子上，蹲低使大腿與地面平行，再站起來。快速重複這個動作。

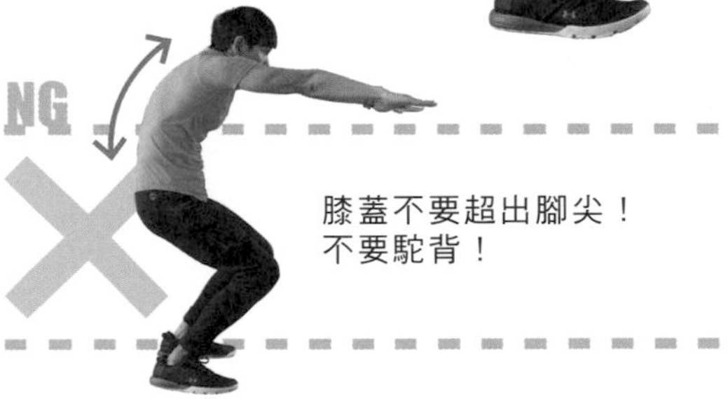

膝蓋不要超出腳尖！
不要駝背！

影片 CHECK!

[2 登山者式]

鍛鍊部位 腹部（腹直肌、腹橫肌）

20 秒

1 雙手撐地，從頭至腳成一直線。想像有一根棒子穿過體內。

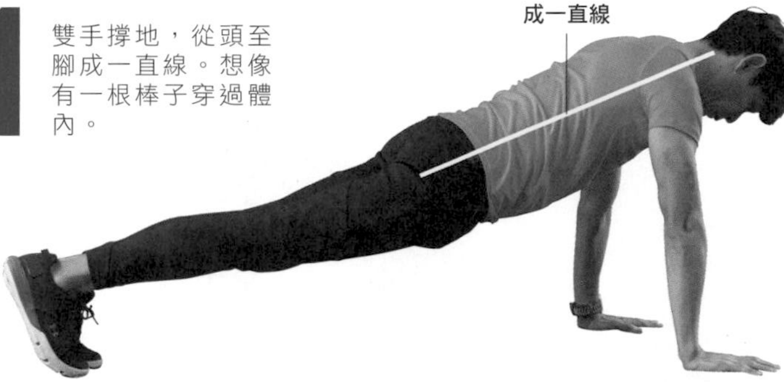

2 雙腳輪流屈膝，屈膝時膝蓋接近手肘。快速交替。膝蓋不要碰地！

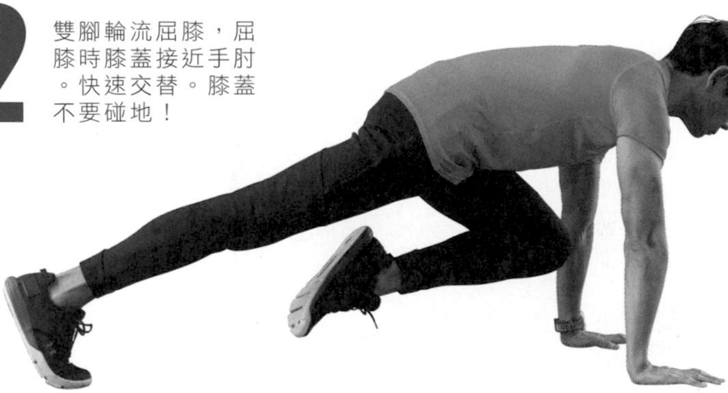

NG

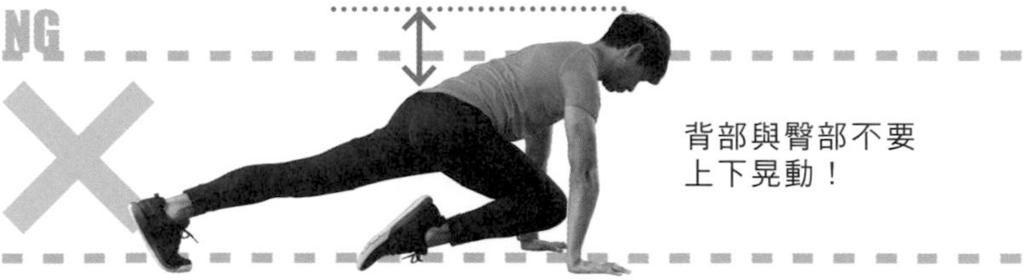

背部與臀部不要上下晃動！

3 提臀

鍛鍊部位 背部（豎脊肌）、臀部（臀大肌）

20 秒

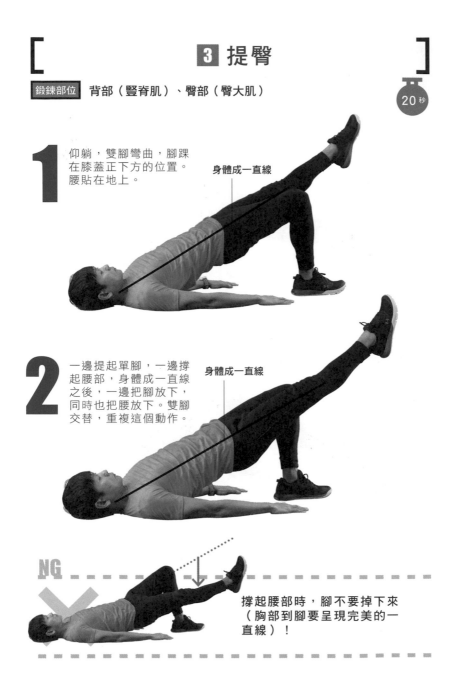

1 仰躺，雙腳彎曲，腳踝在膝蓋正下方的位置。腰貼在地上。

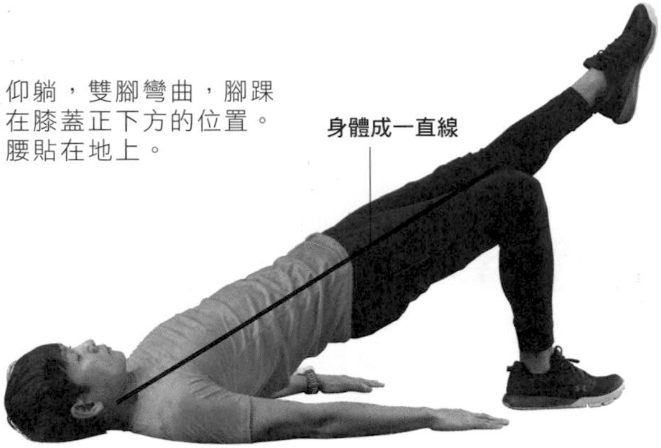

2 一邊提起單腳，一邊撐起腰部，身體成一直線之後，一邊把腳放下，同時也把腰放下。雙腳交替，重複這個動作。

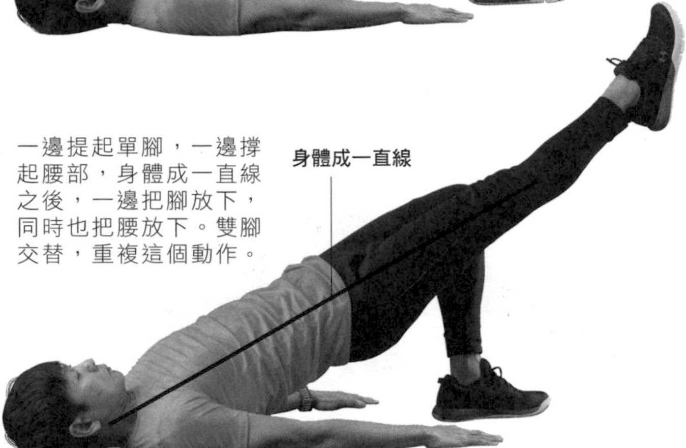

NG

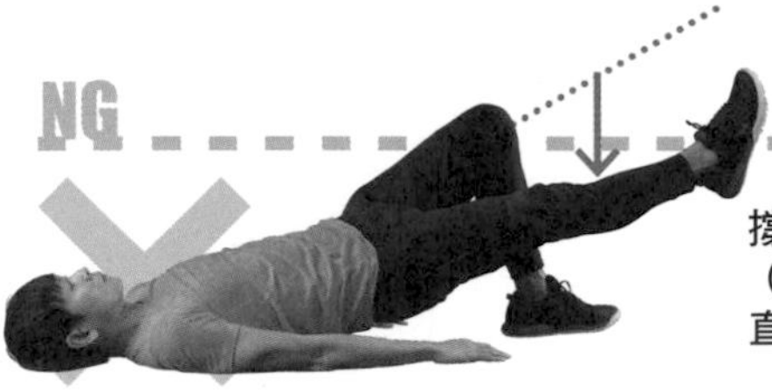

撐起腰部時，腳不要掉下來（胸部到腳要呈現完美的一直線）！

4 棒式伏地挺身

鍛鍊部位 胸部（胸大肌）、肩部（三角肌）、上臂部（肱三頭肌）

20 秒

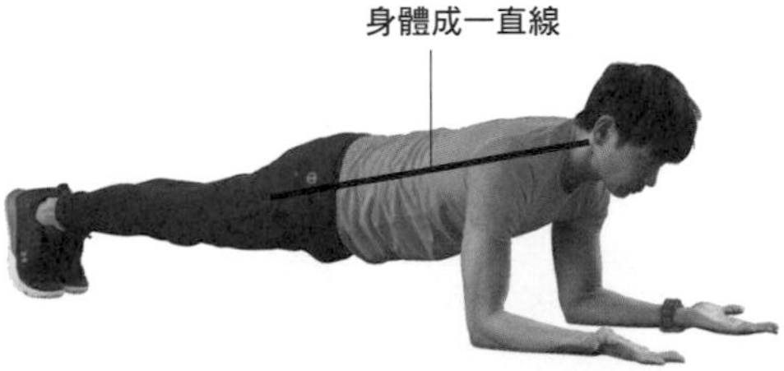

1 俯臥，手肘放在肩膀正下方。讓頭到腳成一直線。

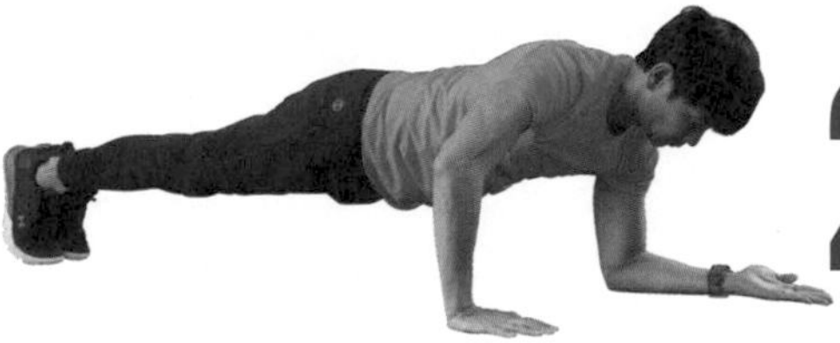

2 兩隻手的手掌輪流撐地。

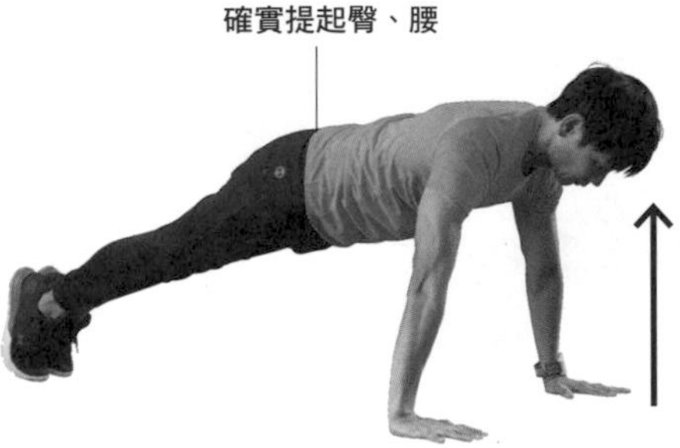

3 兩手撐地後，用手臂和胸部的力量提起上半身。再讓兩手的手肘輪流貼地，重複動作。

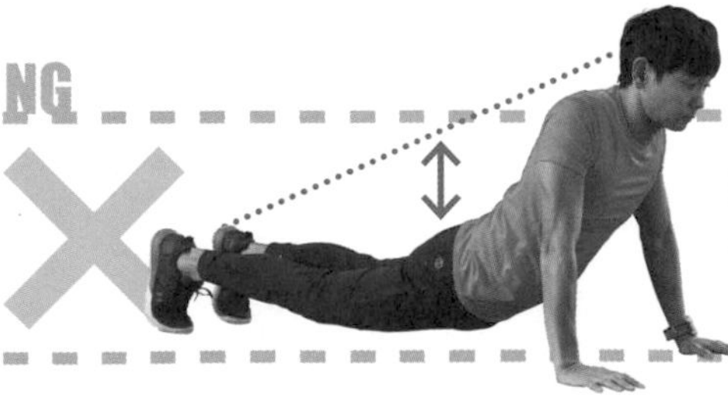

注意腹肌，不要讓腰部上下移動！
（臀部不要掉下來！）

第二週
也使勁燃燒脂肪！

1 寬步深蹲

鍛鍊部位 腿部（大腿肌）、臀部（臀大肌）

20 秒

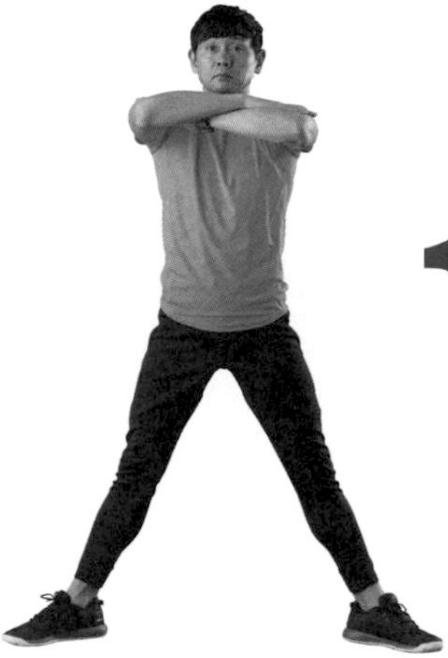

1 雙腳大幅張開，腳尖朝斜前方展開。雙手交疊，取得平衡。抬頭挺胸。

2 蹲低讓大腿與地面平行，維持上半身挺直，再站起來。

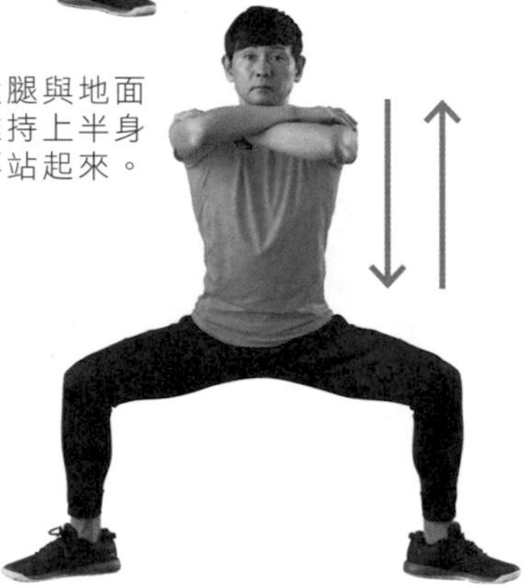

NG

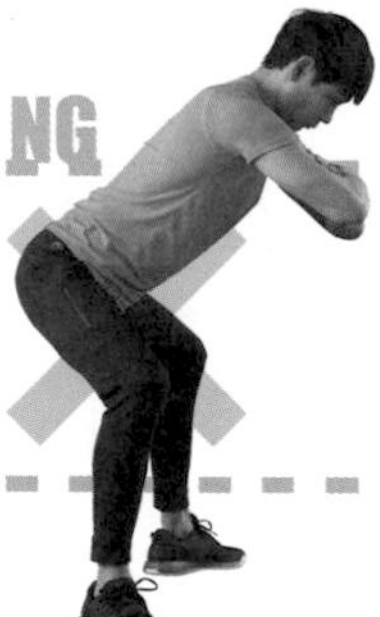

膝蓋不要超出腳尖！
不要駝背！
膝蓋與腳尖要一直同方向！

影片 CHECK!

2 棒式開合跳（plank jack）

鍛鍊部位　腹部（腹直肌、腹橫肌）

20秒

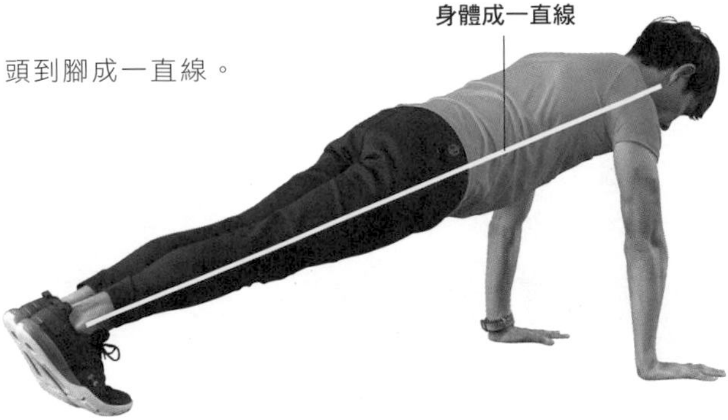

1 雙手撐地，頭到腳成一直線。
兩腳併攏。

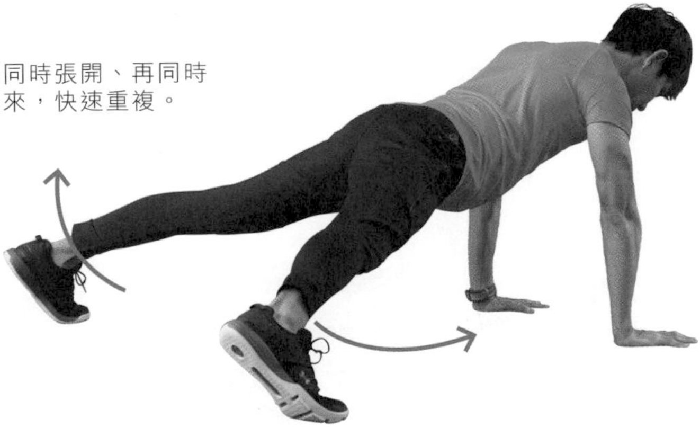

2 兩腳同時張開、再同時
收回來，快速重複。

NG

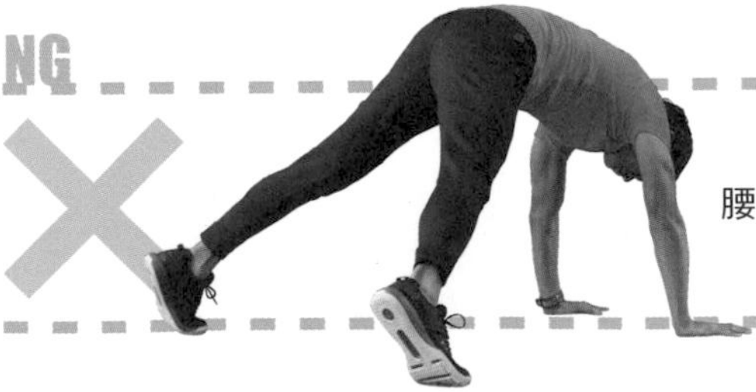

腰不要浮起來！

3 背部延伸

鍛鍊部位 背部（背闊肌、豎脊肌）

20 秒

1 俯臥，下巴微微抬起，手背朝天花板方向，放在臀部旁邊。

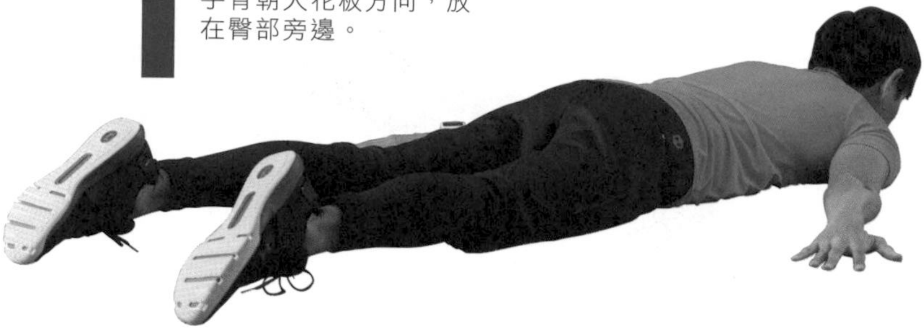

2 抬起上半身與下半身，下半身儘量保持不動，意識放在背部，上半身上下活動。

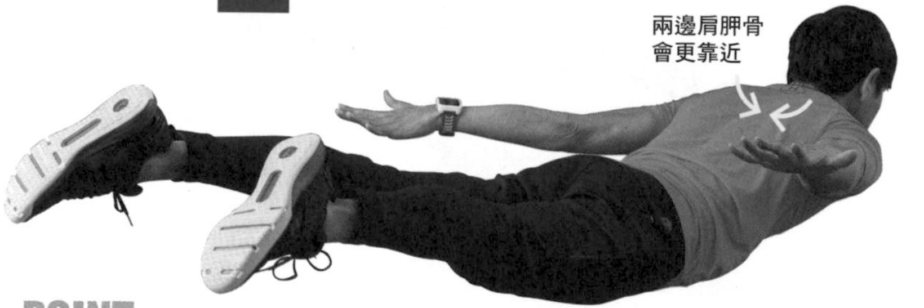

POINT

背部用力，
讓肩胛骨互相靠近！

4 扭轉跳

効く筋肉 全身、腹部（腹斜肌）

20 秒

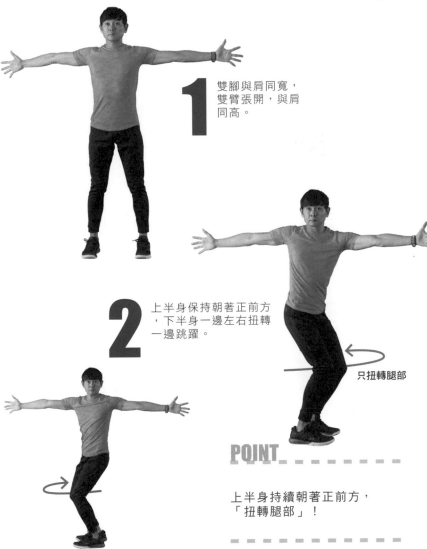

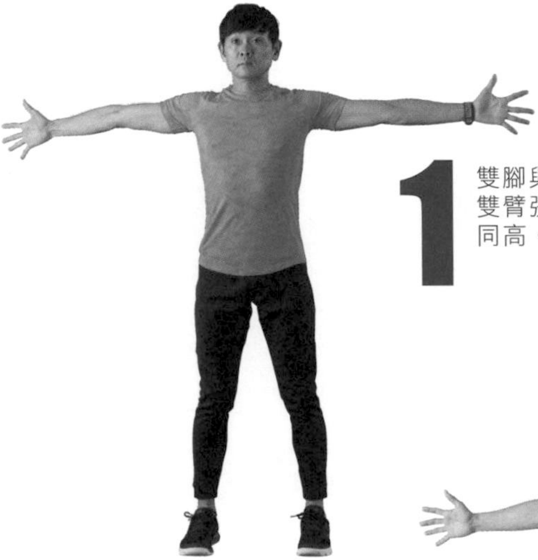

1 雙腳與肩同寬，雙臂張開，與肩同高。

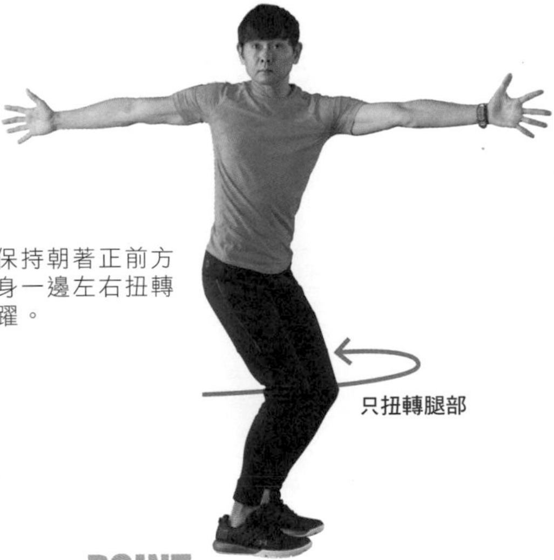

只扭轉腿部

2 上半身保持朝著正前方，下半身一邊左右扭轉一邊跳躍。

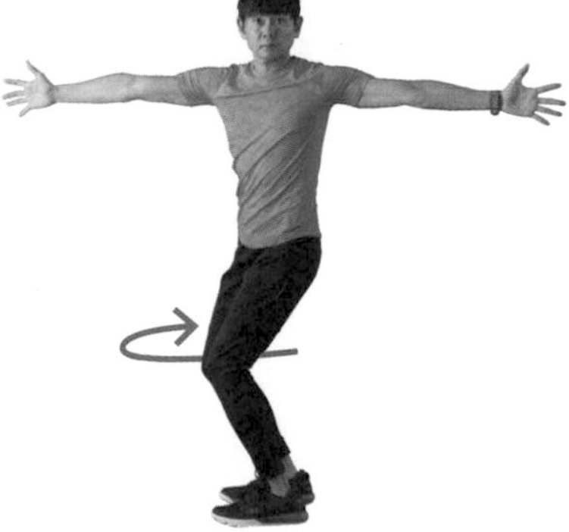

POINT

上半身持續朝著正前方，「扭轉腿部」！

第三週 身體已經慢慢習慣，運動開始變輕鬆！

1 後弓箭步

鍛鍊部位 腿部（大腿肌）、臀部（臀大肌）

20秒

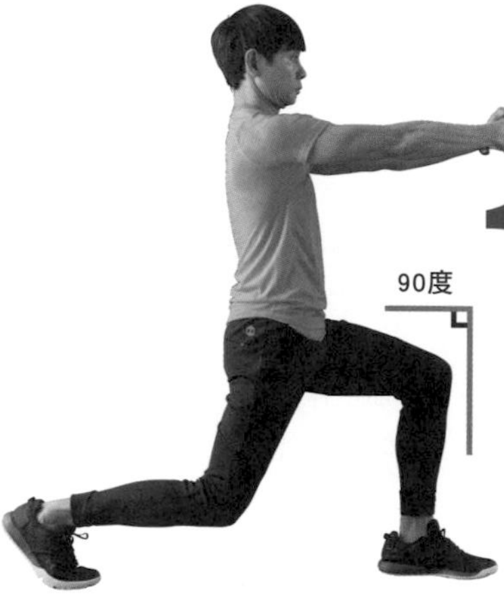

1 單腳往後踏一步，身體蹲低，讓前腳膝蓋的角度成九十度。

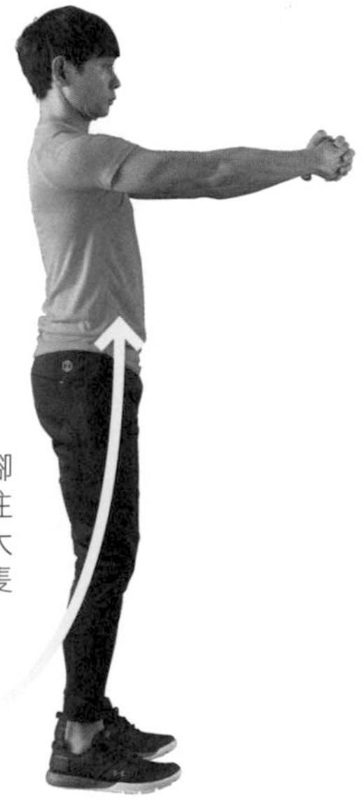

2 一邊把意識放在前腳的臀部，身體一邊往上，站起來至身體大概直立後，換另一隻腳動作。

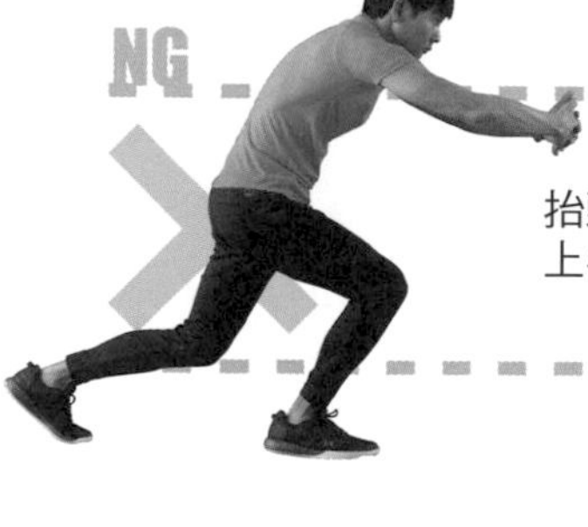

抬頭挺胸（不要拱背），
上半身與膝蓋不超出腳尖！

影片 CHECK!

2 側棒式（side plank）

鍛鍊部位 腹部（腹斜肌、腹橫肌）

20秒

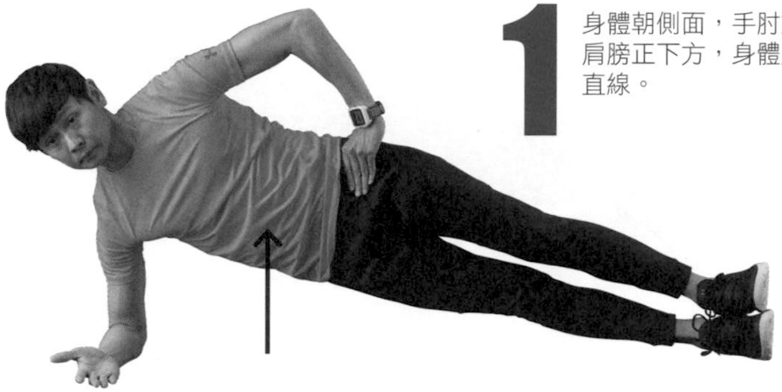

1 身體朝側面，手肘放在肩膀正下方，身體成一直線。

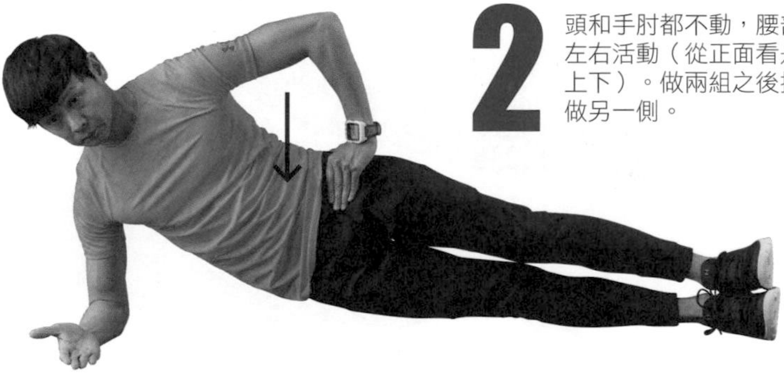

2 頭和手肘都不動，腰部左右活動（從正面看是上下）。做兩組之後換做另一側。

NG

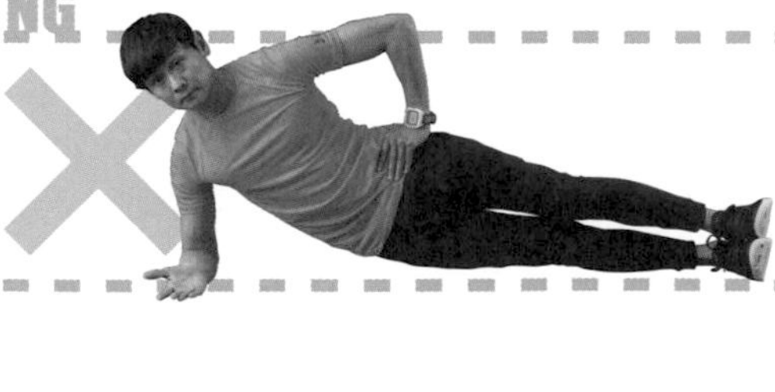

身體要一直面向正前方！腰不要掉下來！

3 超人爬行

鍛鍊部位 臀部（臀大肌）、背部（豎脊肌、斜方肌）

20 秒

1 俯臥，雙手直直向上舉起，
雙腳稍稍離開地面。

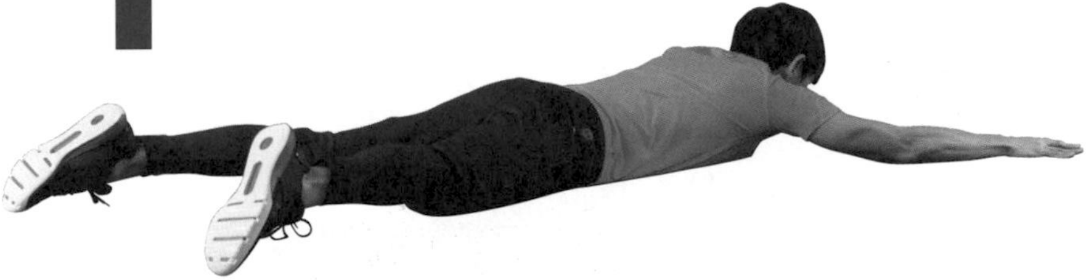

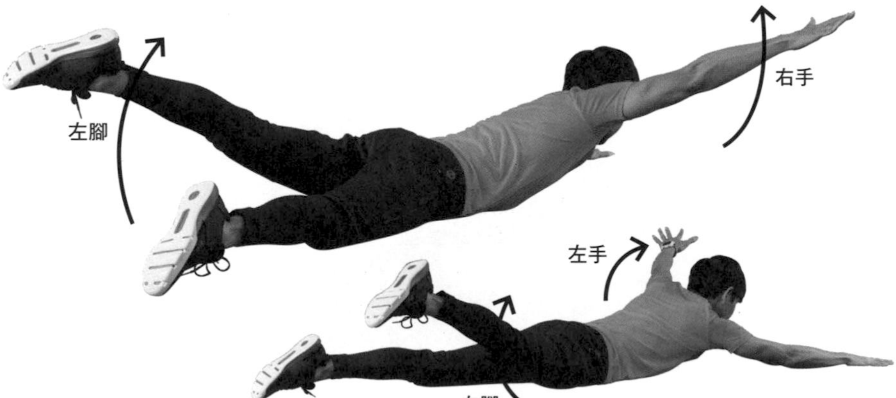

2 對角線的手與腳為一組，
快速輪流向上舉起。

NG

手腳不要貼地！

4 波比跳

鍛鍊部位 全身

20秒

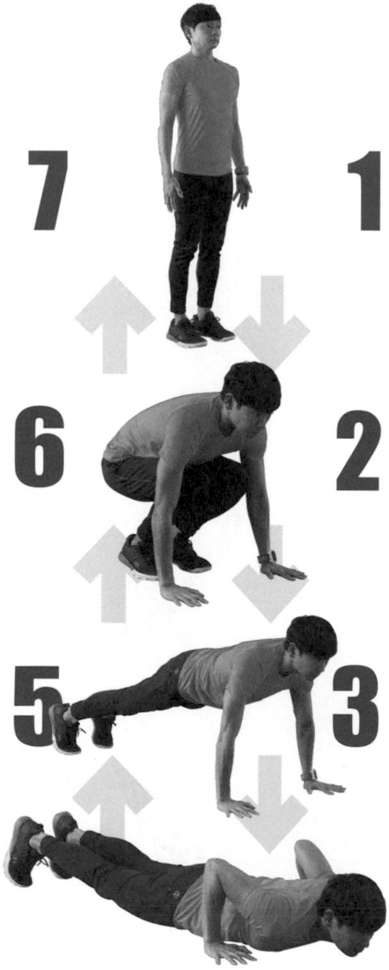

1 站直。

2 蹲下，手撐地。

3 雙腳一口氣向後踩（身體成一直線）。

4 胸部貼地。

5 用伏地挺身的方式抬起上半身。

6 雙腳回到原來的位置（蹲下）的狀態。

7 站起來。

POINT

要能夠快速順暢地完成一連串動作。

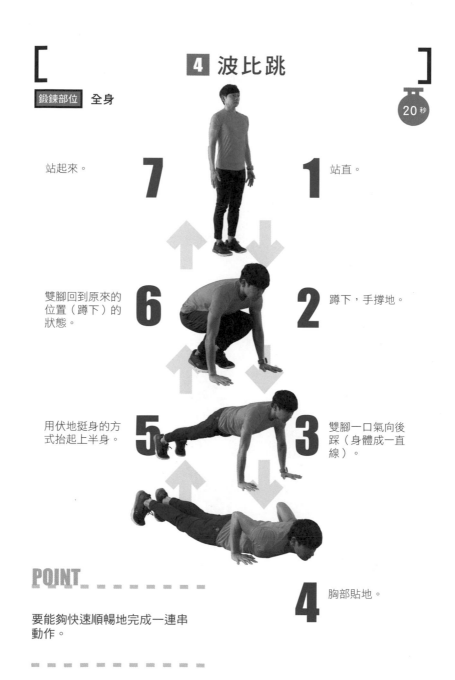

1 滑冰選手跳

鍛鍊部位 腿部（大腿肌）、臀部（臀大肌）

20秒

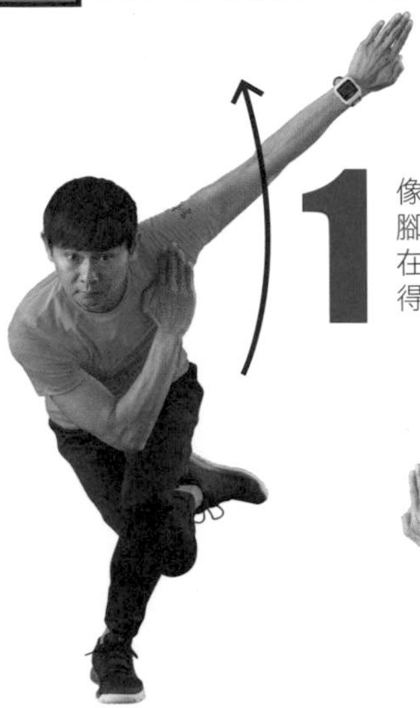

1 像滑冰選手一樣，單腳向前，另一腳交叉在後，蹲低，用手取得身體的平衡。

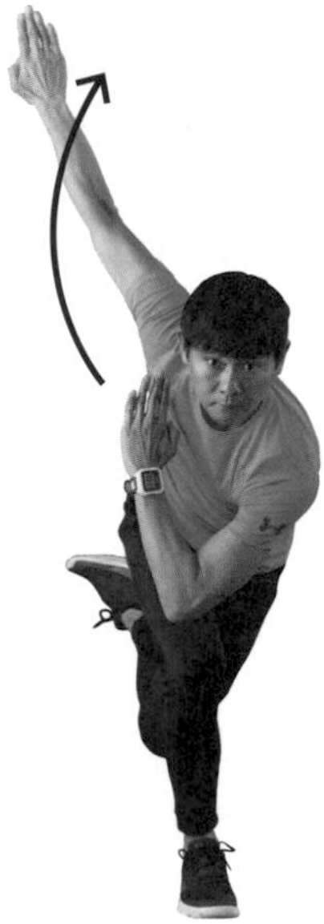

2 伸出去的腳用力踩地，往旁邊跳。另一腳往前著地後，再次蹲低。

NG

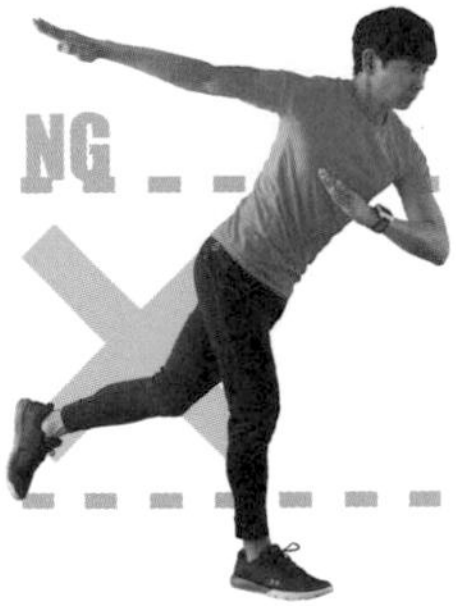

伸出去的腳，腳尖和膝蓋不要朝向外側！

影片 CHECK!

2 抱膝式

鍛鍊部位 腹部（腹直肌）

20 秒

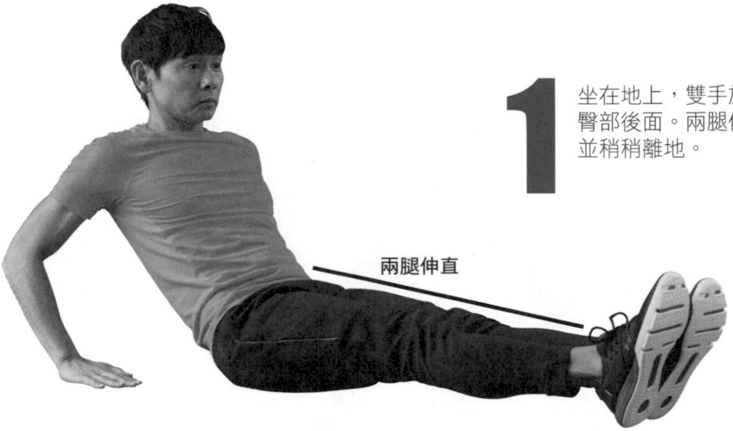

1 坐在地上，雙手放在臀部後面。兩腿伸直並稍稍離地。

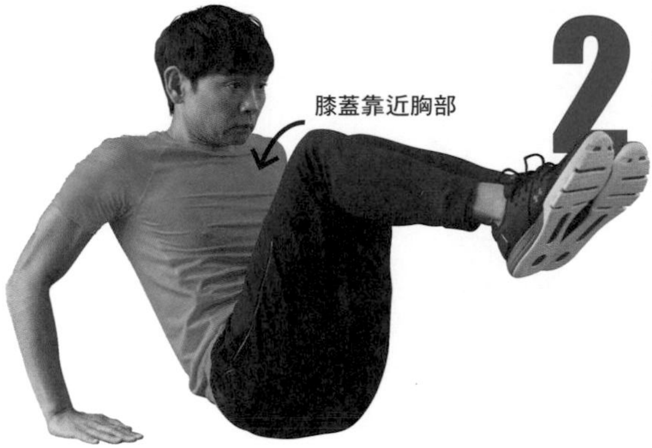

2 抬起上半身，讓膝蓋靠近胸部。再把上半身往後倒，兩腿再度伸直。

POINT

舉起膝蓋，直到大腿
與地板垂直！

3 開合跳

鍛鍊部位 腿部（大腿肌）、臀部（臀大肌）

20 秒

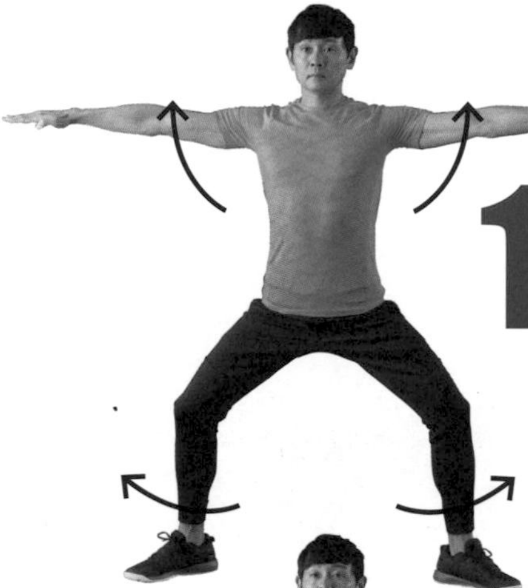

1 往上跳躍，跳躍時雙手舉高至肩膀的位置，雙腳打開，著地時腰部下降。

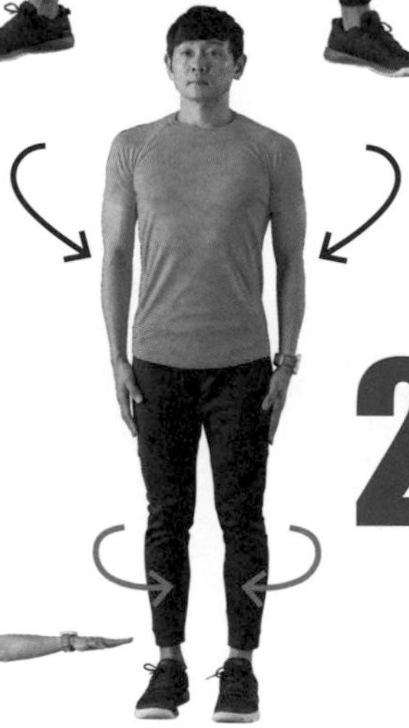

2 保持前個姿勢往上跳，著地時手腳閉合。快速重複這個動作。

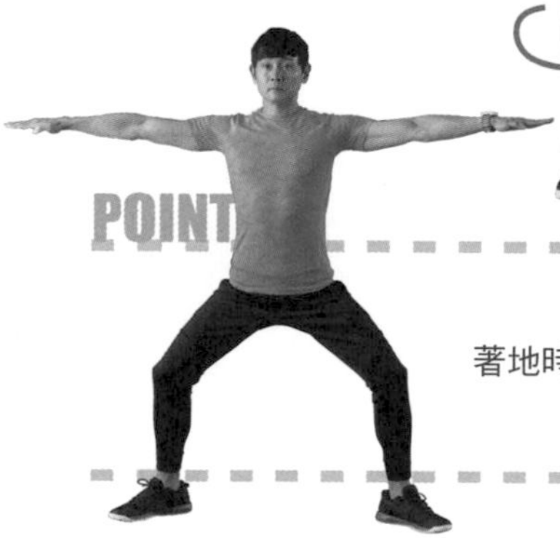

POINT

著地時要確實彎膝蓋！

4 伏地挺身

鍛鍊部位　胸部（胸大肌）、肩部（三角肌）、上臂部（肱三頭肌）

20秒

1 俯臥，手放在胸部旁邊（此時手肘角度為九十度）

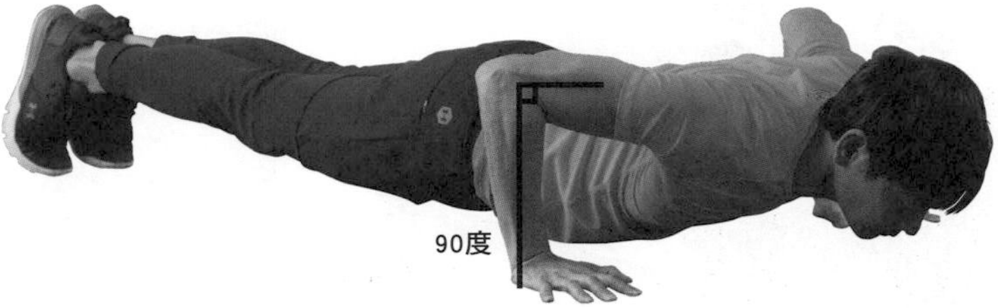

2 身體呈一直線，意識放在胸部的肌肉，身體上下活動。

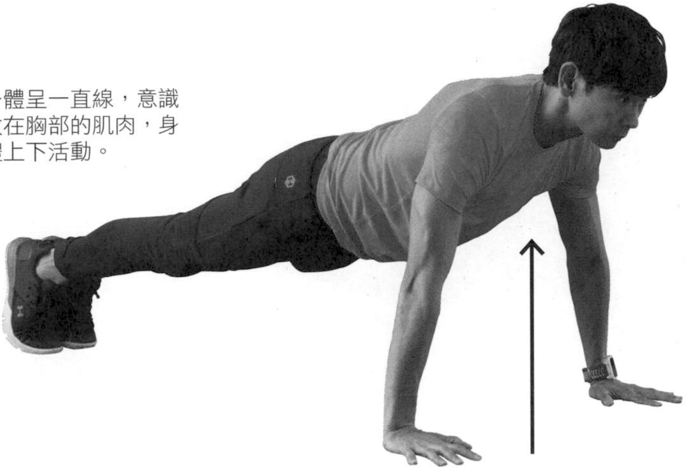

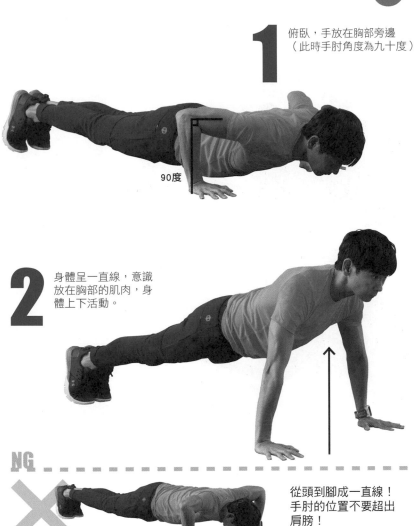

NG

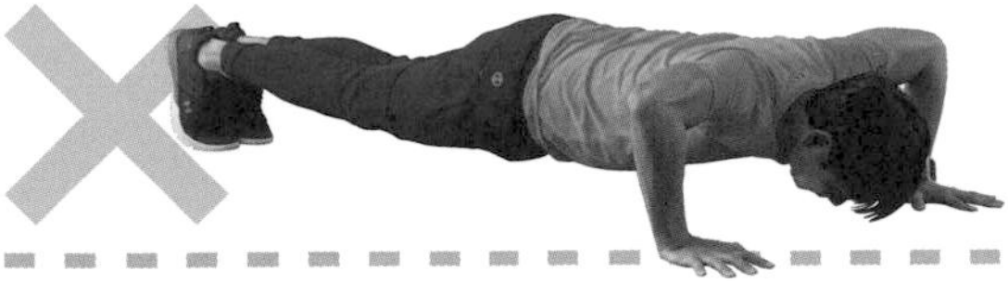

從頭到腳成一直線！手肘的位置不要超出肩膀！

+α

若想要有更好的效果，就在健身房裡做HIIT！

[1 划船機]

鍛鍊肌肉 腿部（大腿肌）、背部（闊背肌、斜方肌）

20秒

1 彎曲膝蓋，握住把手。

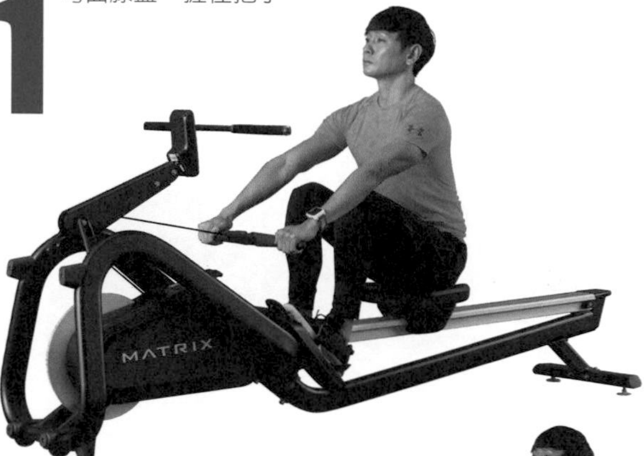

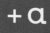

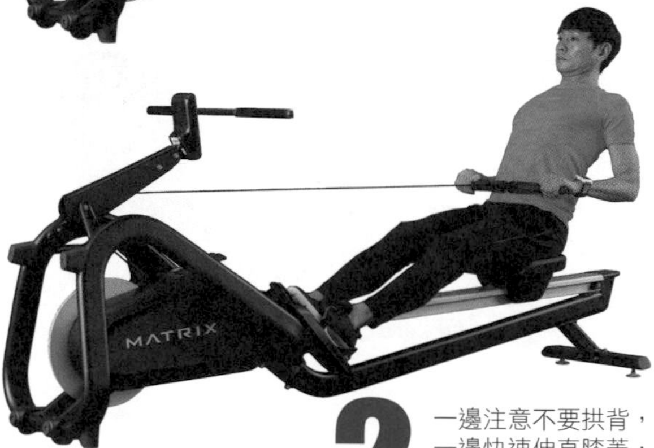

2 一邊注意不要拱背，一邊快速伸直膝蓋，拉繩。

POINT

不要只用手的力量拉！
拉繩時上臂夾緊！

2 戰繩

効く筋肉 全身

20 秒

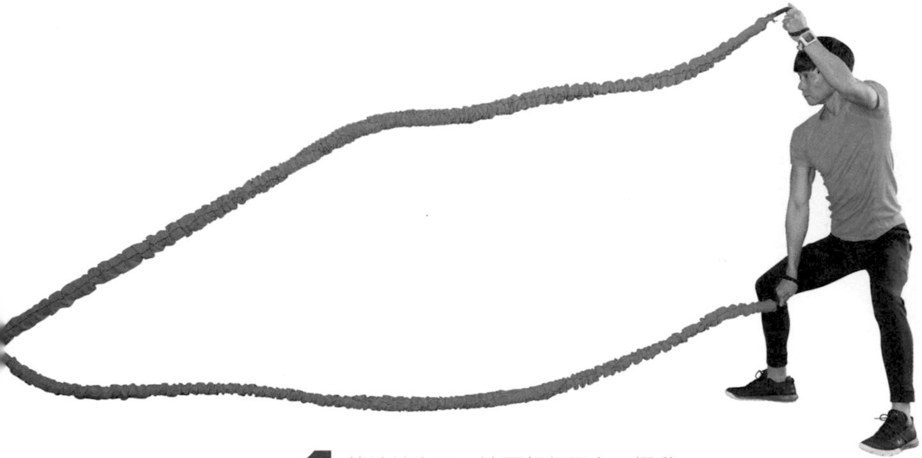

1 快速地交互，讓兩根繩子上下擺動。

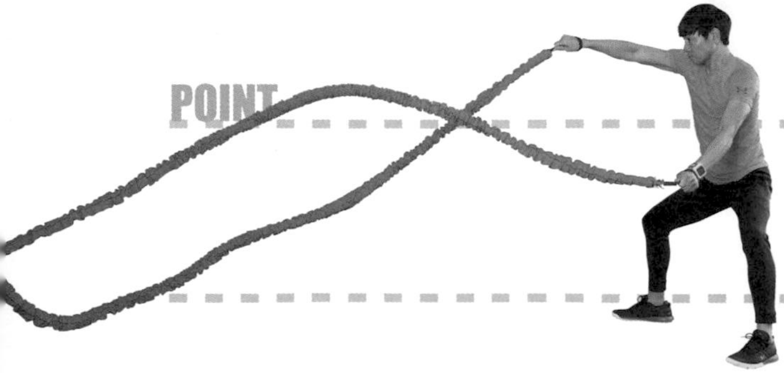

POINT

要大幅度、有力地擺動手臂。

體驗記

果呢？在此，我們邀請到五位三十～四十歲世代男性，
「健康檢查醫生說要注意內臟脂肪……」、
請他們體驗一週三次左右的HIIT，期間約為兩個月。
體脂肪率、內臟脂肪等級[11]、肌肉量[12]。
讓我們一起看下去！

數據的閱讀方式

本數據是依照TIPNESS所使用的「Dr. Fitness」（身體組成分析病歷）測量出來的。

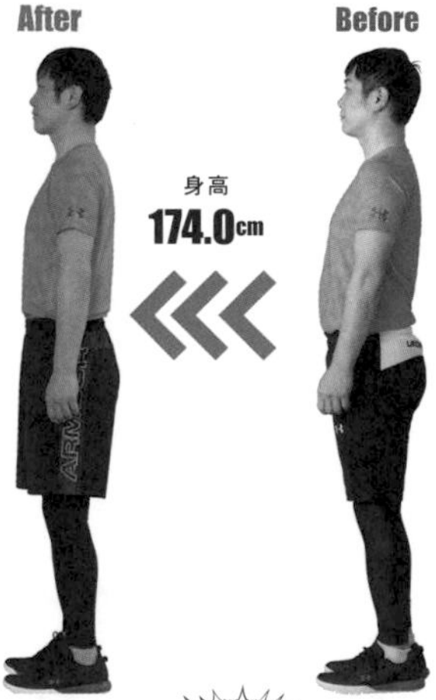

	After		Before
體重	69.5kg	5.5kg 減	74.9kg
體脂肪率	18.3%	5.7% 減	24.0%
內臟脂肪等級	7.51	變為正常值	10.01
肌肉量	53.8kg	‹‹‹‹‹‹‹‹‹‹	53.8kg

體內囤積的脂肪量。囤積過量就稱為「肥胖」。可由「體脂肪量（kg）÷體重（kg）×100」得知「體脂肪率」。

附在肌肉內側、內臟周圍的脂肪稱為「內臟脂肪」。

11原書註：內臟脂肪等級是以肚臍高度的腹部剖面測量而成。等級10是「內臟脂肪型肥胖」的邊界，超過此數值就要特別注意。

12肌肉量以除脂肪體重（ lean body mass，肌肉、臟器、水分的總和）來測量。

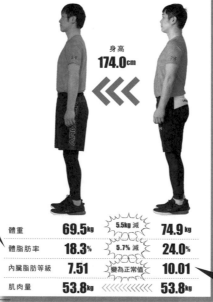

嘗試進行HIIT!

HIIT

前文我已經大致介紹了HIIT，實際做完究竟會有多少效
他們的煩惱為「對肚子周圍有點在意……」、
「差不多也是時候該減肥……」，而且無運動習慣。
測量的數據包括：**身高、體重、**
結果如何呢？

CHECK! 你的體型現在狀態如何？

●身形定位

從外觀判斷體型的BMI、在體內與體重佔比的體脂肪率，
用這兩個項目來分析身形。

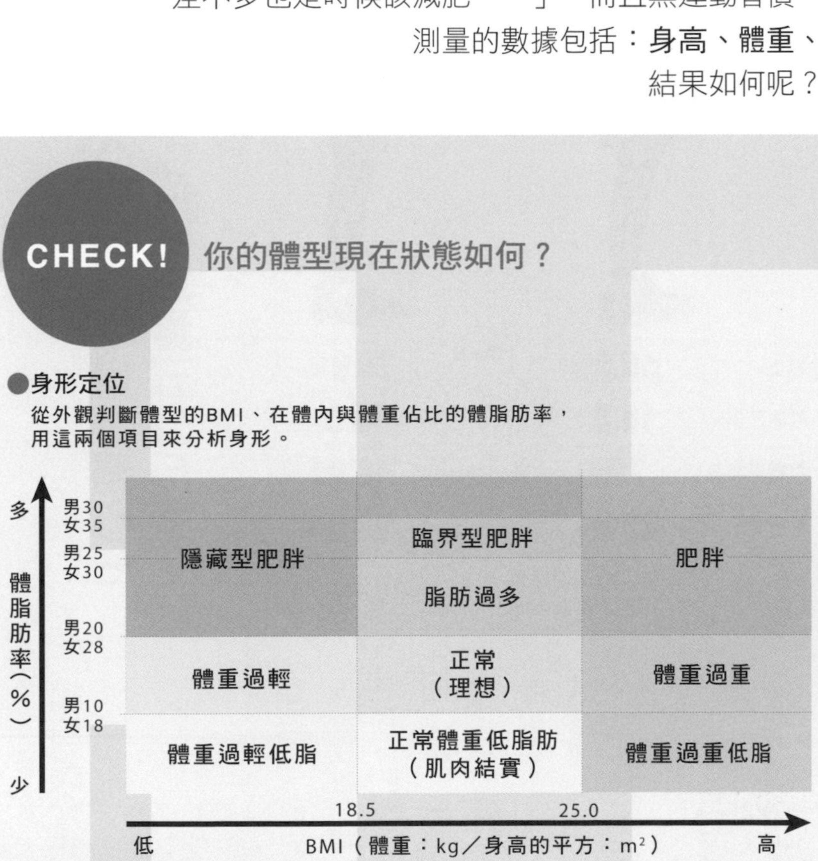

●內臟脂肪等級的判斷基準

※對象年齡18～99歲

等級		判斷的解讀
9.5以下	標準	內臟脂肪堆積的風險低。今後也要維持均衡飲食與適度運動。
10.0～14.5	稍微過量	注意要適度運動，控制熱量，以達到標準等級。
15.0以上	過量	必須藉由積極的運動與飲食控制達到減重。醫學部分的診斷請向醫生諮詢。

嘗試進行HIIT！

HIIT 體驗記 1

用「累人↓習慣↓變得開心」的歷程，成功減量五公斤！

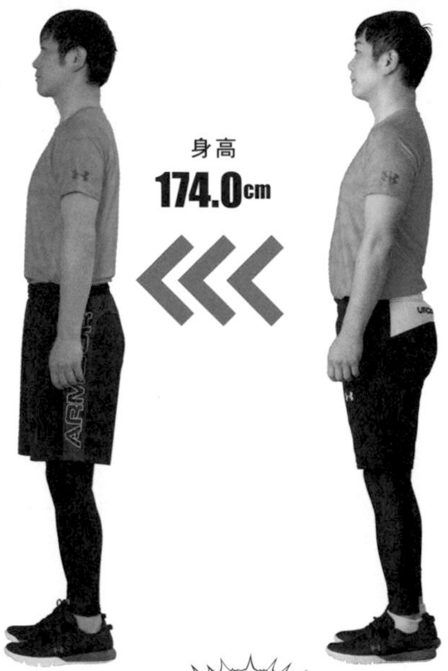

體驗HIIT的感想
累人！不過如果只有四分鐘，還能想辦法撐過去！

身高
174.0cm

	After		Before
體重	69.5kg	5.5kg 減	74.9 kg
體脂肪率	18.3%	5.7% 減	24.0%
內臟脂肪等級	7.51	變為正常值	10.01
肌肉量	53.8kg		53.8kg

給讀者的一句話　當效果開始出現後，就會愈來愈樂在其中！

棚田亮介先生（42歲．廚師）

棚田先生完全沒有運動習慣，他的煩惱是體力衰退與慢性腰痛。HIIT是每隔一天的晚上八點進行。他表示「一開始上氣不接下氣，真的很累人」，但「只要拚個四分鐘」這個念頭持續鼓舞著他。最終，兩個月的試驗讓他成功減重五公斤！而且，肌肉量原封不動，只燃燒了脂肪。腰痛也改善了許多。

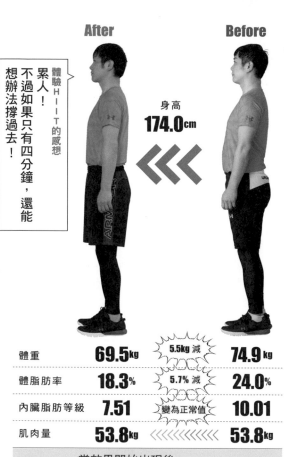

嘗試進行HIIT！

HIIT 體驗記 2

替換了多達兩公斤的脂肪與肌肉！實現了一直嚮往的「冰塊盒腹肌」！

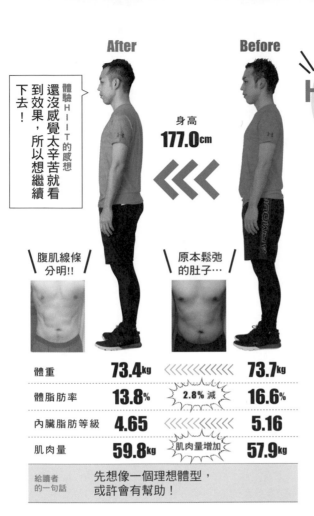

After

Before

身高 177.0cm

體驗HIIT的感想
還沒感覺太辛苦就看到效果，所以想繼續下去！

腹肌線條分明!!

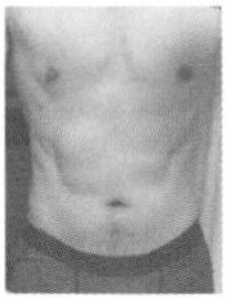

原本鬆弛的肚子…

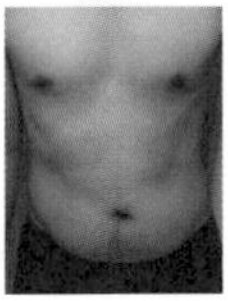

	After		Before
體重	73.4kg		73.7kg
體脂肪率	13.8%	2.8% 減	16.6%
內臟脂肪等級	4.65		5.16
肌肉量	59.8kg	肌肉量增加	57.9kg

給讀者的一句話　先想像一個理想體型，或許會有幫助！

稻本大志先生（假名）
（38歲．程式設計師）

程式設計師稻本先生證實了HIIT的特徵——讓減脂與增肌同時發生。持續一個半月、每週兩次的HIIT（加上輕度運動），結果脂肪減少兩公斤，肌肉量增加了兩公斤。他分析自己「運動時把相當多的意識擺在腹肌上，運動後攝取碳水化合物或許也幫了些忙」。更幹勁十足地表示「今後想主要做增肌菜單，並持續下去」。

嘗試進行HIIT！

HIIT 體驗記 3

在公司裡也持續做HIIT，成功瘦身三公斤！

木田秀和先生（45歲．上班族）

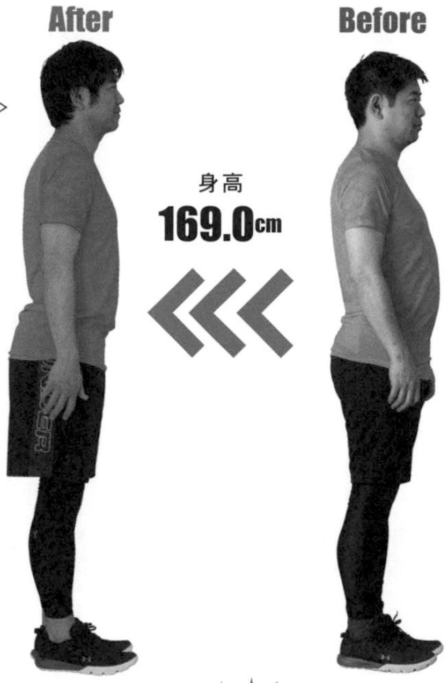

體驗HIIT的感想
因為在辦公室裡也能做，所以可以堅持下去！

	After		Before
體重	70.2kg	2.8kg 減	73.0kg
體脂肪率	21.5%	1.2% 減	22.7%
內臟脂肪等級	8.52	變為正常值	10.01
肌肉量	52.2kg	≪≪≪	53.4kg

給讀者的一句話　祕訣在於想做的時候就做

完全沒運動習慣的木田先生，對於HIIT讚不絕口，他表示「令人驚訝的是，雖然辛苦，但不痛苦」。辛苦的反而是持之以恆，為了達成自己規定每週做三次的定額目標，他表示「祕訣就是在想做的時候做」。實際上，木田先生偶爾會在沒人的會議室裡做，完美地減少了體脂肪和內臟脂肪，成功減重三公斤！

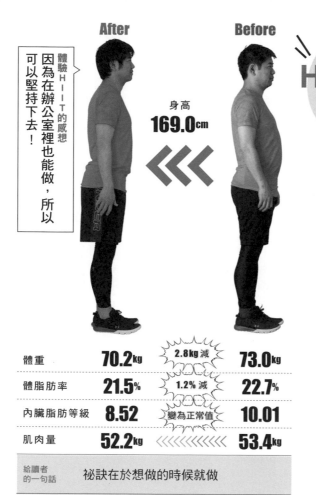

嘗試進行HIIT！

HIIT 體驗記 4

因運動不足而暴肥的前運動員，搖身變成肌肉結實的身形！

杉原邦明先生（43歲・上班族）

After　　Before

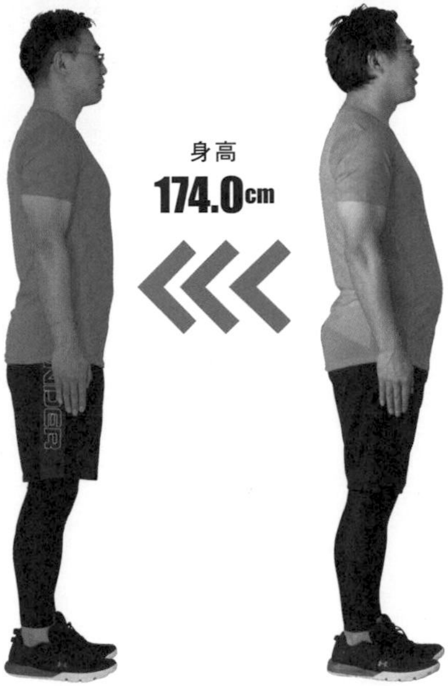

身高 174.0cm

體驗HIIT的感想
如果配合飲食改善，感覺成效會更厲害！

	After		Before
體重	84.2kg		84.5kg
體脂肪率	20.6%	2% 減	22.6%
內臟脂肪等級	10.28		11.14
肌肉量	60.1kg	肌肉量增加	58.4kg

給讀者的一句話　覺得挺輕鬆時，不妨就增加次數

「老實說，一開始真的覺得快吐了（笑）」。杉原先生回顧HIIT體驗時這麼說，他原本是運動員。因為飲食生活與運動不足，四十歲之後身形變得臃腫是他的課題。他一個星期就習慣了HIIT，後來愈來愈覺得輕鬆，所以每天都做。結果，脂肪與肌肉交換，變身為肌肉結實的身形。「沒有改變飲食生活，就得到這樣的結果真的令人驚艷！」杉原先生也很滿意成果。

嘗試進行HIIT！

HIIT體驗記 5

姿勢變好，身體的敏捷度恢復，上下樓梯也變輕鬆！

伊藤広人先生（假名）（34歲・上班族）

「幾乎一整天都坐在辦公桌前」的伊藤先生是科技業的上班族。是這次的受試者中最瘦的，他的煩惱是「想持續運動」與「增強活力」。這次的測量項目不太有什麼變化，但他表示開始HIIT之後，姿勢變好了、爬車站樓梯也變輕鬆了。他說「為了不忘記運動，還在冰箱上貼了便條紙」。值得參考！

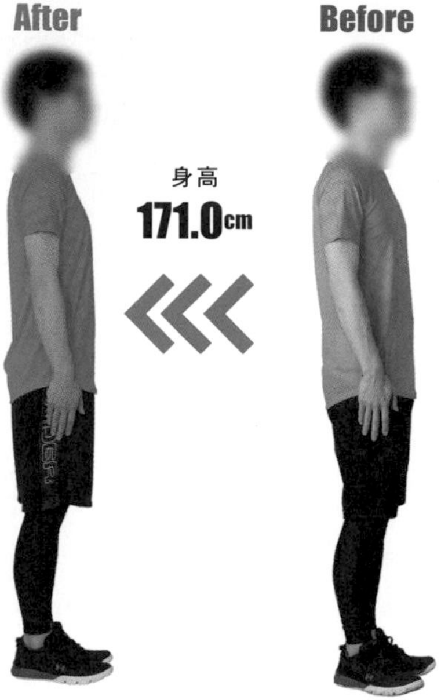

	After		Before
體重	60.4kg	‹‹‹	60.0kg
體脂肪率	15.2%	‹‹‹	14.3%
內臟脂肪等級	4.19	‹‹‹	3.78
肌肉量	48.5kg	‹‹‹	48.6kg

給讀者的一句話　我覺得這最適合忙碌的上班族！

體驗HIIT的感想

曾經想過這麼輕鬆真的好嗎（笑）

CHAPTER 5

在更短時間內達成效果！強化HIIT的飲食方法

1 全世界醫生都矚目的「地中海飲食」

我的專科雖是內科，但很早開始就對抗老（anti-aging）抱持興趣，包含運動在內，相關的健康生活習慣，我不僅研究，更親身去實踐。

因此，飲食方面的資訊，我平日也盡可能閱讀最新的論文等，不錯過任何收集資訊的機會。而目前全世界醫生最矚目的，就是地中海式的飲食型態（以下稱地中海飲食），因為它具有預防生活習慣病的效果。

世界上存在各式各樣的料理，有最多證據顯示，**在維持健康、預防及改善生活習慣病上發揮效果的，地中海飲食絕對是遙遙領先的第一名**。

舉例來說，在一九九五～二〇〇八年，針對全世界合計十二個研究的整合分析中，結果發現透過用心攝取地中海飲食，可以降低以下各種疾病的罹患率與死亡率，整體死亡率也下降多達9%。

〈地中海飲食帶來的效果〉

■因心血管疾病引發的死亡率：降低9%

■癌症的罹患率與死亡率：降低6%

■帕金森氏症與阿茲海默症的罹患率：降低13%

光靠飲食就能得到這樣的效果，真的非常厲害。

所謂的地中海，誠如各位所知，是位於歐洲（歐亞大陸）與非洲之間，乍看之下宛如巨大湖泊的海。說到地中海的飲食型態，或許很多人還是摸不著頭緒，這是一種在地中海沿岸各國如義大利、西班牙、希臘、摩洛哥等地自古傳承下來的飲食型態。

二〇一〇年，「地中海飲食」被聯合國教科文組織（UNESCO）列為世界無形非物質文化遺產。

雖然使用的食材或食譜會因地域而異，但大致上具備下列特徵。

- ■經常使用橄欖油
- ■每餐都攝取當季的蔬菜與水果
- ■主食的麵包或義大利麵是使用全麥麵粉
- ■均衡攝取魚、肉與豆類（肉類偏少）
- ■經常使用香草、香料與蒜頭等
- ■經常攝取堅果或種子

各位是否稍微能夠掌握它的樣貌了呢？可積極攝取的食品或攝取次數，請試著參考下次頁的圖。

5-1 健康實證眾多的地中海飲食

■對健康的加分效果，並不在於特定的食品，而是來自於食品成分與飲食模式的綜合力量。

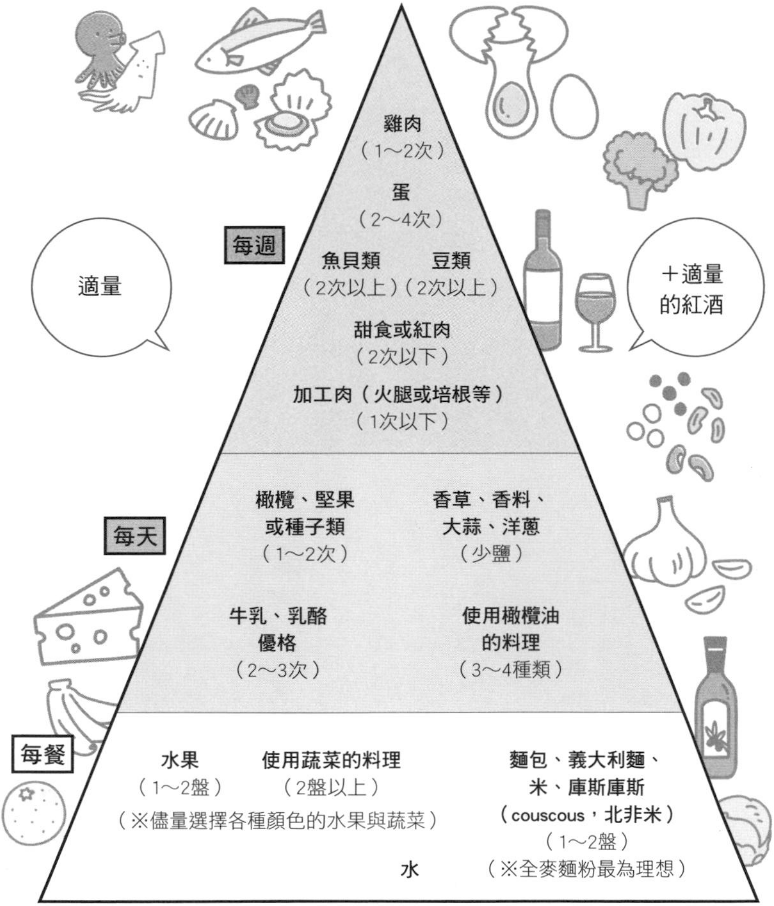

（根據D'Alessandro A等，Nutrients 2014年製圖）

2 吃得津津有味，卻有強大減肥效果

我之所以強力推薦地中海飲食的最大理由就是，**在享受美味料理的同時，還能讓HIIT更發揮效果（減肥或改善身體狀態效果等）**。

為了減肥而控制飲食時，最常使用的方法就是「低醣飲食（low-carbohydrate diet）」或「低脂飲食（low fat diet）」。

然而，實際執行之後，經驗過低醣飲食的人感嘆「因為不能吃主食所以都沒有力氣」、「總是覺得有點空虛」，而選擇低脂飲食的人則不滿「全都吃一些清淡的食物，覺得好悲傷」。

而在這一塊，地中海飲食（以當地人的角度來看），就是極其一般、和平時一樣的飲食。

基本上味道偏淡，但相對地都是能夠充分展現出食材原味的烹調方法，所以美味絕不打折。

我在生活中也實踐地中海飲食，自從頻繁攝取地中海飲食之後，在超市裡尋找當季食材成了我的樂趣。除非是非常討厭橄欖油、麵包或義大利麵的人，基本上這個飲食法也很合日本人的口味。

現在沒有運動習慣的人要開始做HIIT，就意味著多少必須改變生活模式，所以壓力絕不會是零。

若飲食方面也要再加上各種壓力，感覺「樂趣」減少，結果只感覺「痛苦」的人就會變多。

如果因為痛苦而讓HIIT或飲食改善最後都半途而廢，就真的白忙一場了。因此我要推薦可以持續進行也兼顧美味的地中海飲食。

盡可能在不勉強且無損日常生活樂趣的狀態下，循序漸進地改善身體狀況，這或許就是能夠堅持下去的祕訣。

3 超級比一比！三大減肥飲食法

◆好吃又能無痛減肥的地中海飲食

接著，就讓我們來看看地中海飲食的減肥效果。

有個研究比較了「地中海飲食」、「低醣飲食」與「低脂飲食」這三種飲食型態所帶來的減肥效果，在此稍微介紹一下（不過，這裡討論的只有飲食的效果，並沒有做HIIT）。

二〇〇八年，在登載眾多出色研究報告的國際科學雜誌〈新英格蘭醫學雜誌（*The New England Journal of Medicine*）〉上，刊登了一個研究，而這個研究也成為許多醫生關注地中海飲食的契機。

在這個實驗當中，聚集了三二二位稍微有肥胖傾向的受測者，請他們分別實踐三種飲食型態，並觀察長達兩年的過程。

結果如次頁圖表。

首先是減肥效果（減重）的圖表，可以觀察到有趣的結果（順道一提，像這個實驗一樣，根據某個假說，從現在到未來，觀察過程的研究稱為「前瞻性調查」，與回溯過去進行調查的「回溯性調查」相比，在科學上的可信度是較高的）。

觀察最初的五、六個月會發現，低醣飲食使體重顯著減少。低脂飲食和地中海飲食的減少速度則幾乎一樣。

不過，與地中海飲食不同，無論是低脂飲食或低醣飲食，不久之後體重又開始增加了。期間，地中海飲食則相當穩定停滯。

最後，低醣飲食和地中海飲食達到了相同水準的減肥效果。

5-2 長期來看，最具效果的減肥方法是？

■在兩年後的判定，與低脂飲食相比，地中海飲食和低醣飲食的減肥效果明顯較為勝出。

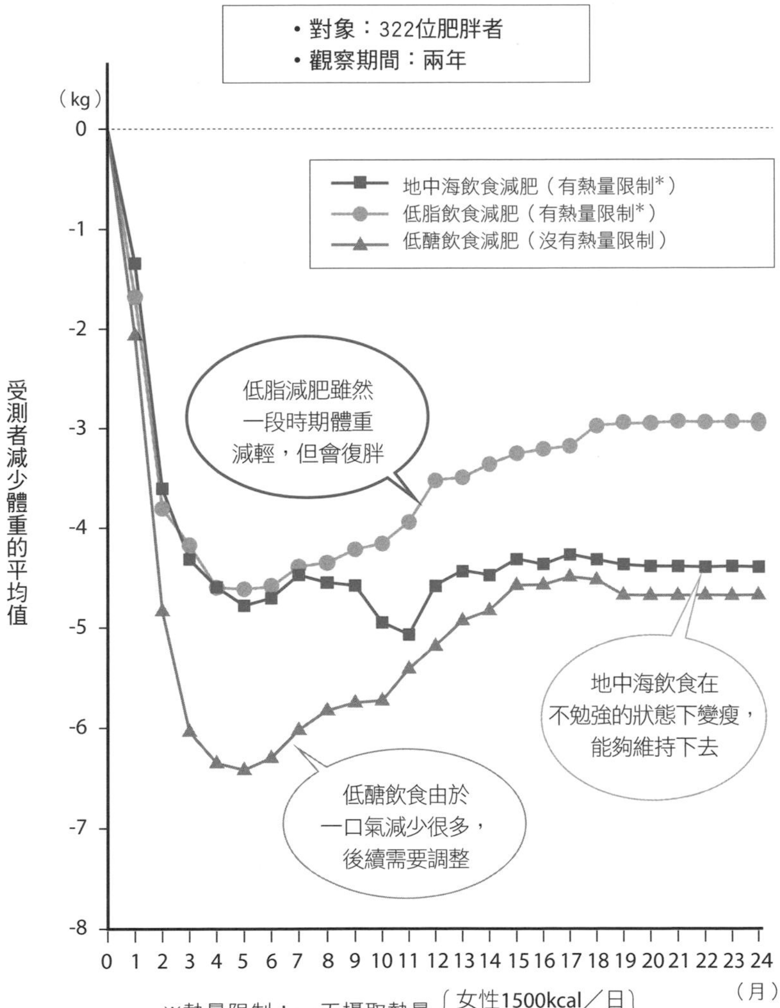

※熱量限制：一天攝取熱量｛女性1500kcal／日 男性1800kcal／日｝

（改寫自Shai I等，NEngl J Med 2008）

低脂飲食的受測者體重增加的原因，就是所謂的「復胖」（體重打回原形）。

另一方面，低糖飲食的受測者體重之所以增加，嚴格來說並不是復胖。

其實，在這個實驗裡執行的低醣飲食減肥並「沒有熱量限制」，但這並不代表「可以不在意熱量，盡情吃到飽」，自始至終都只是「不限制熱量設定」的意思。另一方面，剛開始進行非常嚴格的糖分控制（阿特金斯法[13]。碳水化合物攝取量降低到正常的十分之一以下）。不過，一直限制下去會有危害健康的可能性，所以在瘦到某個程度之後，就逐漸增加糖分的攝取。

想在短時間內減輕體重的話，低醣飲食減肥的效果的確較高。

從數據中可得知，最終，**如果將糖分攝取重新調整到不勉強身體的程度，能達到的效果其實與地中海飲食差不多**。

◆地中海飲食的健康效果超高！

在同個實驗裡，也觀察到體重之外的變化，接下來讓我介紹一下。

次頁圖表是三大減肥飲食中「HDL（好）膽固醇」、「LDL（壞）膽固醇」、「中性脂肪」與「血糖值」的變化。

● HDL好膽固醇

增加最多的是低醣飲食。

不過，**也不代表低脂飲食和地中海飲食的效果就差，兩者幾乎表現了同樣的增長**。

● LDL壞膽固醇

LDL膽固醇值下降最多的是地中海飲食。低脂飲食在持續兩年後幾乎不見變化，低醣飲食則是慢慢地減少，但減少程度不如地中海飲食。

---

13 阿特金斯飲食法（Atkins diet），美國醫生羅伯特·阿特金斯（Robert Atkins）所創造的的減肥飲食方法。要求完全不吃碳水化合物，可以吃高蛋白的食品，即不吃任何澱粉類、高糖分的食品，多吃肉類、魚。核心概念是控制碳水化合物的攝取量，類似生酮飲食，從而將人體從消耗碳水化合物的代謝轉化成以消耗脂肪為主的代謝模式。被認為有「食物盲從」的問題，在減肥方面的有效性仍頗具爭議。

5-3 出現最健康數值的是地中海飲食

■脂質（膽固醇與中性脂肪）的改善上，地中海飲食減肥與低醣飲食減肥效果較佳，血糖值的改善則是地中海飲食減肥效果較佳。地中海飲食在所有數值上都取得均衡的改善。

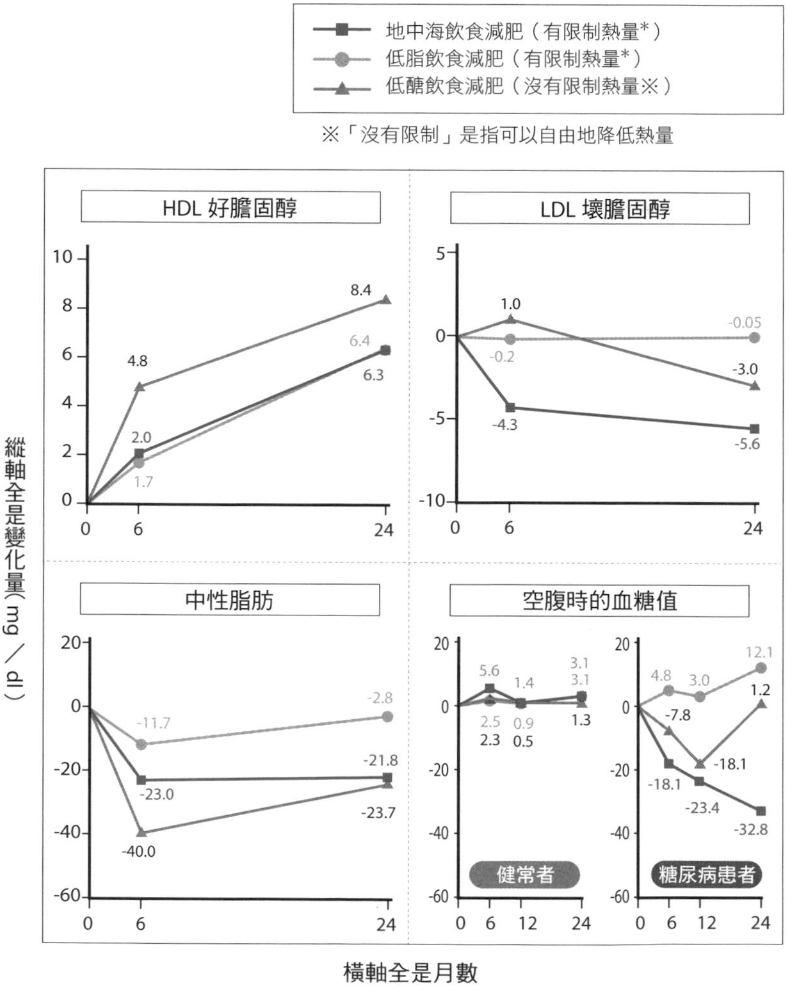

（改寫自Shai I等，NEngl J Med 2008）

●中性脂肪

獲得顯著改善的是低醣飲食和地中海飲食。低脂飲食並沒有大幅的改善。像這樣減少脂肪，低脂飲食實在稱不上有效果。

●血糖值（空腹時）

健康者並沒有大幅的變動。另一方面，**變化差距較大的是糖尿病患者的血糖值。透過地中海飲食，觀察到了明顯的下降**。

低脂飲食則反而呈現上升傾向。低醣飲食也是，在最初的一年有效，超過之後卻反而上升。

如在CHAPTER3所述，我推薦給糖尿病患者或糖尿病後備軍的運動就是HIIT，而飲食方面，我則強烈推薦地中海飲食。

4 不好好吃，身體就無法燃燒能量

如前所述，HIIT靠著短時間的運動也能顯現效果的原因之一，在於運動後身體也持續燃燒能量的後燃效應（EPOC效應）。

也有好幾個研究調查了飲食與後燃效應的關係。

在二〇一六年所發表的研究中，以平均三十一歲的男性為對象，比較了幾乎不攝取碳水化合物，與相反地確實攝取這兩個狀況下，運動中的耗氧量與運動後的後燃效應。

結果發現，**在缺乏碳水化合物的狀態下運動，與確實攝取碳水化合物的狀況相比，**

耗氧量（合計運動中與恢復中）約少了三五％，後燃效應低了二六％。

由以上可知，低醣飲食的高減肥效果正如前表所示，但就「提高HIIT效果的飲食」這點來說，實在不太推薦低醣飲食。

此外，研究中也得知「極端的熱量限制，會對後燃效應造成負面影響」。觀察二〇〇〇年所發表的研究結果可知，讓年輕女性一天的攝取熱量從一六〇〇大卡降到八〇〇大卡時，運動後的後燃效應顯著降低。

換言之，**為了健康減肥，某個程度確實攝取構成身體燃料的養分**也非常重要。

5

吃的減肥「地中海飲食」與運動的搭配

有好幾個數據都顯示地中海飲食非常適合搭配運動，接下來就介紹一下。

一開始要介紹的是二〇一八年所發表的研究結果。在分析了合計三十三個有關地中海飲食的研究之後，所得到的結論是地中海飲食是健康的飲食，降低生活習慣病風險的可能性很高，「**其效果若搭配運動就會更好**」。

同樣在二〇一八年，解析十一個以地中海飲食與運動的組合為題的研究結果後發現，**透過兩者的組合，在「體重」、「BMI」、「腰部周圍」、「血壓」、「血糖值」、「中性脂肪值」與「膽固醇值」，這些與生活習慣病息息相關的眾多項目中，都獲得了高度的改善效果**。

前述兩個研究的對象是「地中海飲食與所有運動」，而也有研究是針對「地中海飲食與HIIT」這個特定組合的效果進行調查。

首先，以七十二位平均年齡五十三歲的肥胖男女為對象，請他們實施每週兩、三次的HIIT＋肌力訓練，以及地中海飲食，為期九個月，結果數據顯示，**空腹時的血糖值與胰島素抗性都有了顯著改善**。

此外，針對代謝異常的肥胖者與代謝並無異常的肥胖者，合計一四三人為對象，實踐地中海飲食搭配HIIT，結果發現**「身體組成」**、**「血壓」**、**「空腹時血糖」**、**「胰島素敏感性」**、**「最大攝氧量」與「肌肉持久力」等都獲得改善**。

研究數據已經顯示，無論是HIIT或是地中海飲食，在打造健康身體上都相當有效，而全世界也持續進行相關研究，試圖透過搭配兩者，以追求更進一步的改善效果。

6 減肥效果超高的堅果

說到運用在地中海飲食中最具特徵的食材，最先浮現腦海的或許是特級冷壓橄欖油（extra virgin olive oil）、青背魚、全穀物等。

但我特別關注的卻是**「堅果」（tree nuts）**。

在二〇一六年所發表地中海飲食的相關研究中得到了這樣的結果，即**包含攝取核桃、杏仁、榛果等堅果類的地中海飲食，對於改善肥胖者、稍胖者的體重和腰圍相當有效**。

話說回來，或許也有人不知道堅果其實是減肥食品吧？

在下一頁，我們準備了非常淺顯易懂的圖表。

這是以美國男女十二萬人為對象進行研究的結果，表上記載的食品以「一天一餐」的比例持續吃四年，並計算體重變化。

會胖的食品是洋芋片和薯條等。另一方面，最能瘦的食品則以優格和堅果為代表。

由此可知，**堅果和優格、蔬菜、水果、全穀物等一樣，都是具有減肥效果的食品**。

5-4 堅果是減肥食品！

■研究發現堅果和優格、蔬菜、水果、全穀物等同為具減肥效果的食品。
而且，攝取水果能讓體重減少，但攝取一〇〇%的果汁卻可能增加體重，推測這是因為攝取果汁時，會不小心吸收到更多的糖分。
此外，優格則可以從鈣質攝取量增加的結果，顯示優格具有促進脂肪分解、抑制脂肪吸收的功用，以及因為攝取優格，腸內菌叢會發生變化，進而抑制肥胖。

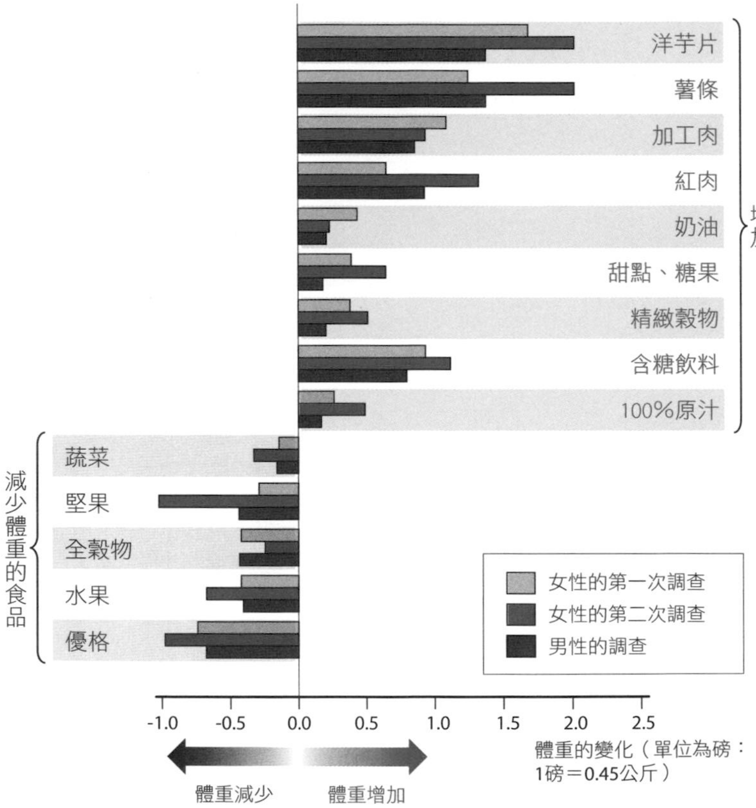

（改寫自Mozaffarian D等，N Engl J Med 2011）

7 吃了不會胖，不可思議的堅果

堅果類之所以常被忽略是減肥食品的原因在於，它們的熱量通常很高。最具代表性的幾種堅果平均每一百公克的熱量如下。

- ■腰果 553大卡
- ■開心果 560大卡
- ■杏仁果 579大卡
- ■榛果 628大卡
- ■核桃 654大卡

■胡桃　691大卡
■夏威夷果　718大卡
■（花生　673大卡）

此外，只有花生加上括號，是因為嚴格來說花生並不是堅果（tree nuts），但它與堅果同樣具有增進健康的效果，所以一併記載（落花生是豆科植物，因為是「像nuts（堅果）一樣的pea（豆）」，所以稱為peanuts）。

「堅果類一百公克」約為雙手捧起的量，相當於五百～七百大卡，所以正在減肥的人往往會因此大吃一驚。不過，**雖然熱量很高，卻不代表容易胖**。

堅果類的標準成分如下：

〈堅果的成分〉

主要成分

■脂肪 43～67％

■蛋白質 8～22％

■糖分 0.6～4％

■多酚 0.2～0.4％

其他成分

■類胡蘿蔔素[14]（carotenoid）和植物固醇[15]（phytosterol）等植物性化合物

■維生素、礦物質（鎂、葉酸、鉀等）

14 類胡蘿蔔素（carotenoid），一種有機色素，依化學結構的差異可分為胡蘿蔔素、葉黃素群兩大種。

15 植物固醇（phytosterol），構成植物細胞膜的一種物質，人體不會自行製造，也不會被人體吸收。植物固醇可以阻斷人體腸道內的膽固醇吸收，降低血液中總膽固醇與低密度脂蛋白膽固醇的水平。

■食物纖維
■單元不飽和脂肪酸（油酸為主）
■多元不飽和脂肪酸（夏威夷果除外，以次亞麻酸為主）
■飽和脂肪酸（一般來說少量）

如上所示，**堅果類的成分有一半是脂肪，然而這些脂肪並不會全部囤積在身上，反而會讓人變瘦**。

詳細原因稍後會作說明，重點在於它們富含不飽和脂肪酸（油酸與次亞麻酸）。所謂的不飽和脂肪酸，通常富含於植物與魚油當中，與以肉類脂肪為代表的動物性脂肪（飽和脂肪）不同。

順道一提，橄欖油也是能有效攝取單元不飽和脂肪酸（油酸）的最佳食材。

我平時就常在沙拉上撒上無鹽堅果，再淋上橄欖油一起吃（食譜刊登在最後）。

8 不光變瘦！堅果帶來的驚人健康效果

持續食用堅果帶來的效果非常多。

1 減肥

聚焦在堅果的減肥（減重）效果的研究持續增加中，如今已有相當多的實證。與減重有關的機制形形色色，在此大略介紹具代表性的幾個。

●會瘦的原因❶　抑制食慾

推測與口感有關，但另一個主要因素就是前述的「不飽和脂肪酸」。

不飽和脂肪酸會促進「昇糖素類似胜肽」(glucagon-like peptide 1,GLP-1)與「膽囊收縮素」(cholecystokinin,CCK)的分泌,這些激素具有抑制食慾的作用。

●會瘦的原因❷ 促進能量消耗

堅果所富含的植物性蛋白質與油酸,具有「促進產熱」(thermogenesis)的效果。

為了不斷製造出能量,多餘的營養就不容易堆積在體內。

●會瘦的原因❸ 食物纖維發揮種種作用

除了能促進排便順暢,食物纖維都因為「口感不佳,也無法成為能量,有礙其他營養素的吸收」等,長年以來一直都是受到輕視的營養素。

不過,其健康效果開始漸漸受到矚目,如今緊接在五大營養素(蛋白質、醣類、脂質、維生素、礦物質)之後,站穩「第六大營養素」的位置。

堅果含有豐富的食物纖維，具有「延遲通過消化道的時間」、「抑制空腹感（降低攝取量）」這類的耐餓效果，更進一步「抑制多餘營養素的吸收」，更提高了減肥的效果。

2 改善血糖值

堅果對於改善血糖值也頗具效果。

推測是因為不飽和脂肪酸、多酚、食物纖維會抑制過剩營養的吸收所致。

3 改善ＬＤＬ壞膽固醇值

食用堅果會產生抑制膽固醇吸收、妨礙合成膽固醇所需的ＨＭＧ－ＣｏＡ還原酶抑制劑（HMG-CoA reductase inhibitors）、並增加膽汁酸的生成以消耗膽固醇，讓ＬＤＬ膽固醇值獲得改善。

5-5 變健康！堅果的五大效果

■堅果富含不飽和脂肪酸、多酚、食物纖維、油酸等，所帶來的種種健康效果值得期待。

① 減肥

- 抑制食慾。
- 促進能量消耗。
- 發揮食物纖維的種種功用。

② 改善血糖值

③ 改善 LDL 壞膽固醇值

④ 改善中性脂肪值

⑤ 改善血壓數值

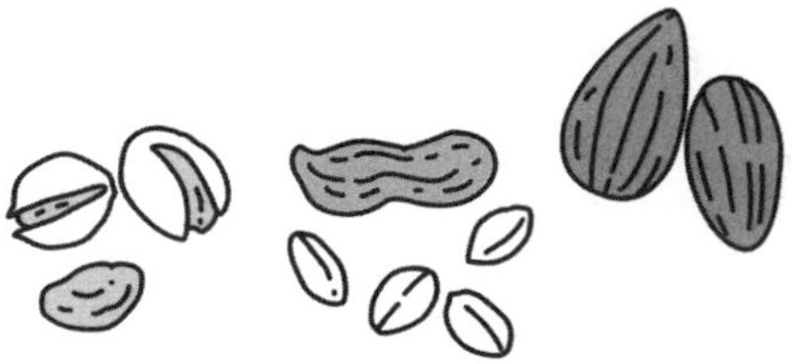

4 改善中性脂肪值

因堅果所含成分會抑制多餘營養的吸收，與體重減少、醣代謝改善等效果綜合發揮，改善中性脂肪值。

5 改善血壓值

研究證實開心果和綜合堅果具有血壓改善的效果。推測與成分中的多酚有關。

如上所述，堅果作為健康食品效果非常出色，而仔細想想，其實人類在太古以前，就是以堅果為主食。

「回歸基本」這件事，或許在人類維持健康上非常重要。

9 醫學實證的好食品：堅果與咖啡

◆點心時間吃堅果吧！

就像前文所說，堅果作為減肥食品非常優秀，甚至有研究結果顯示，光是把零食換成堅果就可以變瘦。

順道一提，我還曾經聽說，環球小姐（Miss Universe）的獲選佳麗，在準備正式比賽的期間一到傍晚就吃堅果。

這樣的行為非常合理，因為**堅果不會讓人變胖也耐餓，所以也能預防晚間的飲食過量**。

當然，正餐時間之外不吃零食當然最好，但今後實踐HIIT之際，必定會遇上肚子有點餓，眼看就要禁不住零食的誘惑，或是太過忍耐不吃零食結果一餐的量一不小心變多的狀況，不妨在辦公桌的抽屜裡常備一些堅果來代替零食吧。

雖說都是堅果，種類琳瑯滿目，但其實並沒有哪一種特別有效。雖然也會因人而異，但還是建議不要只集中吃某一種，可以常常替換種類，或是一開始先買綜合堅果，然後嘗試各式各樣的搭配組合。

◆有醫學實證的飲品——咖啡

與堅果一樣，與我們往常的印象背道而馳，研究發現對健康具有出色加分效果、近年來備受矚目的就是「咖啡」。

舉例來說，從國立癌症研究中心的「多目的世代研究」（JPHC 研究，Japan

Public Health Center-based prospective Study）中得知，**一天喝三～四杯咖啡者的死亡風險，比起完全不喝的人低了二四%**。

此外，在美國衛生及公共服務部（United States Department of Health and Human Services,HHS）的證據也顯示，「一天喝四杯咖啡降低死亡風險」。曾經在某個時期，咖啡給人「會睡不著」、「傷胃」等有害身體的強烈印象，但根據四十萬人長達十三年的追蹤調查發現，**飲用適量咖啡，可能可以降低因癌症、心臟病、呼吸道疾病、腦中風、糖尿病等種種疾病而引發的死亡風險**。

據說這與咖啡豆裡所含的綠原酸（Chlorogenic acid）等植物性化合物（具抗氧化作用的植物性化學成分）有關，不含咖啡因的咖啡也有同樣的效果。

在平日生活中，請一定要試試看加上堅果和咖啡的健康效果。

10

讓HIIT效果倍增！地中海飲食食譜

或許有些人會想要試試簡單的地中海飲食，但實際上有哪些東西呢？因為機會難得，就先介紹幾個地中海風飲食的食譜。

我不是廚藝專家，而且市面上有眾多地中海地域周邊（義大利、希臘、西班牙等）的料理食譜書，所以這裡只聚焦在能夠較輕易完成的料理。分量和調味都只是大概，請試著自己找出最佳比例。

當然，就算不自己做，光是瀏覽過這些食譜，或許也能浮現具體的想像。在外食選擇菜色時，請多多參考以利判斷。

① 早餐最推薦！全穀早餐脆片佐堅果

即便早晨忙碌，這個食譜也只要撒上材料就好。準備和收拾都很省事，能夠簡單重現營養均衡的地中海飲食。也可以依照個人喜好淋上牛奶。

■食材（1人份）：全穀早餐脆片（All-Bran）…60g、優格（無糖）…適量、綜合堅果（無鹽）…適量

■作法：把材料一層層疊起即可。

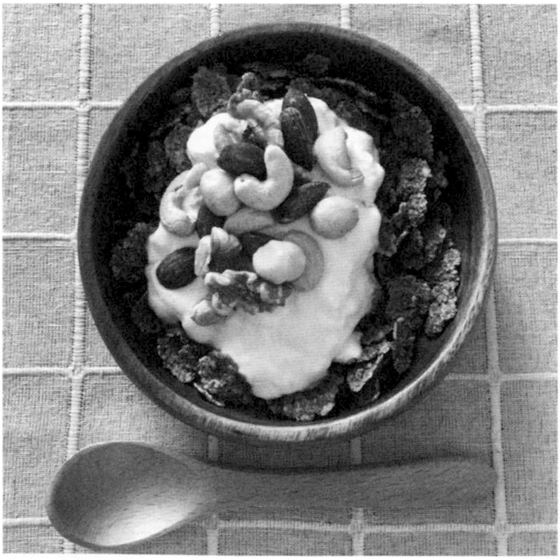

②和風×地中海風的意外美味豆腐拌橄欖油

豆腐並非地中海飲食，但豆腐是攝取豆類之一──大豆的最佳食材。只要把平日淋的醬油改成橄欖油，就能變身成為「地中海風」料理了。

■食材（1人份）：豆腐…150g、橄欖油…2小匙、胡椒鹽…適量

■作法：把豆腐淋上滿滿的橄欖油，再撒上胡椒鹽即可。

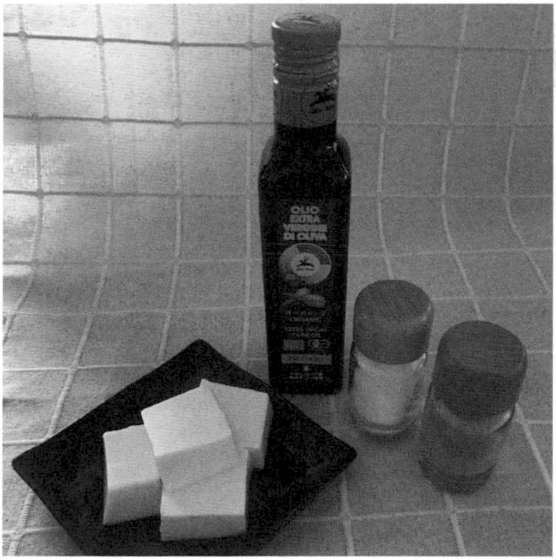

③三分鐘就能為餐桌添色的熱門菜色
番茄卡布里沙拉

義大利的經典菜色，卡布里沙拉（caprese salad）。最大的魅力不用說，就是馬上就能完成。因為只要切片、擺盤、淋上醬汁，三分鐘就能做好。也可以按照個人喜好淋上檸檬汁。

■食材（１人份）：番茄…１個、莫扎瑞拉起司（Mozzarella）…１００g、羅勒葉…適量、橄欖油…１大匙、胡椒鹽…適量

■作法：把切成薄片的番茄和莫扎瑞拉起司交疊排列。橄欖油加入切碎的羅勒葉、胡椒鹽後充分攪拌，平均地淋在食材上。

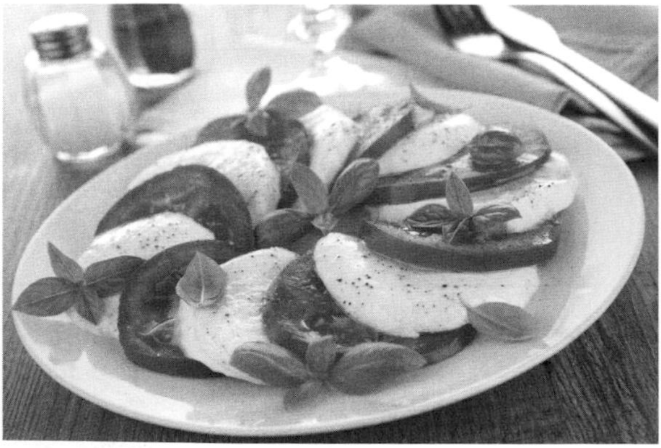

④解決蔬菜攝取不足！義式蔬菜湯

只要把材料切好煮透，就能吃到豐富蔬菜的食譜。

■食材（4人份）：番茄…3個、洋蔥…1個、芹菜…1束、杏鮑菇…4個、培根…100g、鷹嘴豆…適量、大蒜…2瓣、肉湯（高湯塊）…2個、橄欖油…2大匙、胡椒鹽…適量

■作法：放進大蒜與橄欖油後熱鍋，爆香後把除了番茄以外的食材（切成喜好的大小）放進鍋內拌炒。等食材變軟後，把切成大塊的番茄一邊放進鍋裡一邊壓碎，再加入水和高湯塊。中火煮開後，用胡椒鹽調味。

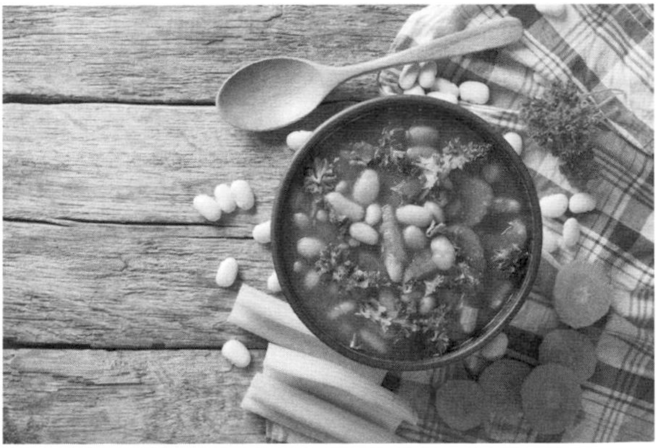

⑤簡單吃魚！義式鮮魚薄片

魚貝類的薄片（carpaccio），是在超市買生魚片回來就能馬上調理的一道料理。最適合還想再加一道菜的時候吃。

■食材（1盤）：白肉魚的生魚片…一盒、黑胡椒粒…適量、蔬菜（水菜、貝比生菜等）…適量、橄欖油…2大匙、鹽…適量

■作法：把切好的白肉魚和蔬菜擺盤，撒上胡椒鹽與橄欖油。也可以按個人喜好，加上檸檬薄片裝飾。

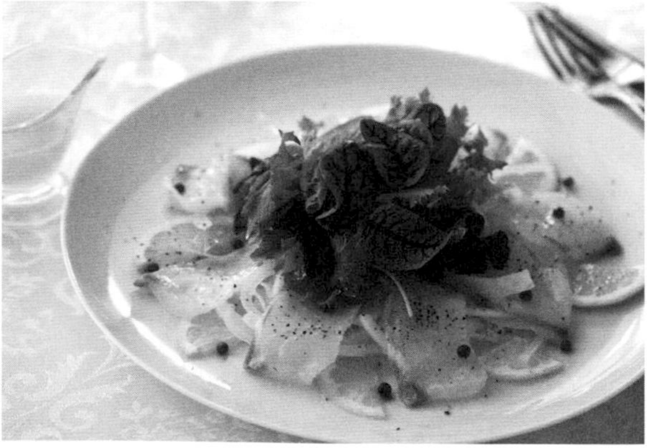

⑥只要吃這個就飽了！主角級的堅果能量沙拉

這是我常吃的沙拉。與一般沙拉的差別在於，使用了豆類、水果和堅果。大量蔬菜也讓口感豐富有層次，所以食慾也能獲得滿足。

■食材（1人份）：蔬菜（萵苣、水菜、貝比生菜等）…適量、豆類（扁豆、鷹嘴豆等依照個人喜好）…25g、水果（葡萄柚、柳橙等）…適量、橄欖油…2小匙、胡椒鹽…適量、檸檬或醋（巴薩米克醋等依照個人喜好）…適量、堅果…適量

■作法：把食材攪拌均勻即可。

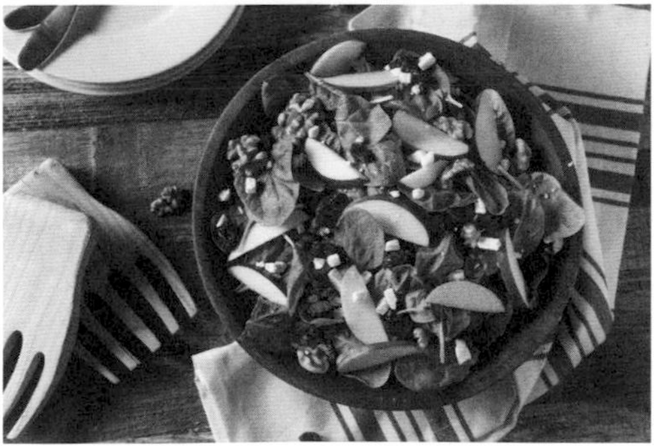

⑦大蒜與起司的香味讓人食指大動蒜煮海鮮

給人時髦印象的蒜煮海鮮（ajillo）也一樣，只要使用市售的綜合海鮮，就能簡單完成。搭配紅酒就成了美味的下酒菜。放在全麥麵包上一起吃，也能當作主食，是一道萬能料理。

■食材（2人份）：蝦、花枝、蛤蜊等喜好的海鮮…250g、橄欖油…200ml、大蒜…1瓣、辣椒…依個人喜好、胡椒鹽…適量、起司粉…1大匙

■作法：平底鍋放進橄欖油、大蒜、胡椒鹽、辣椒等熱鍋。等大蒜爆香後，放進預先處理好的海鮮加熱。最後再撒上起司粉。

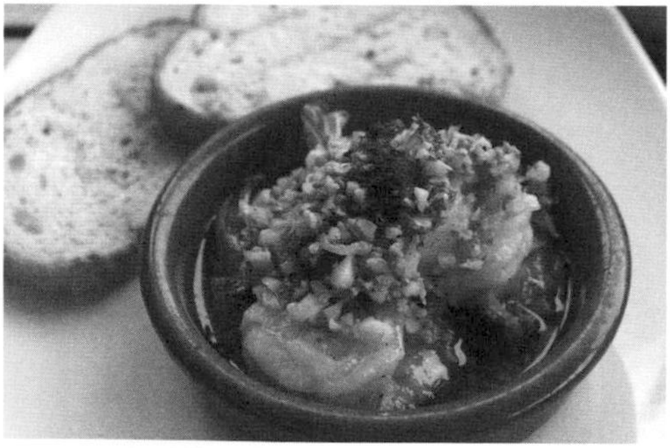

⑧推薦給大人的點心
用胡椒畫龍點睛的起司&蜂蜜吐司

雖然在減肥，但好想吃甜點……。這種時候要推薦給你的就是這個食譜。奶油乳酪的酸與蜂蜜的甜是絕妙搭配。

■食材（1人份）：薄切的全麥麵包…1～2片、奶油乳酪（cream cheese）…適量、蜂蜜…適量、黑胡椒…依個人喜好

■作法：把烤過的全麥麵包抹上奶油乳酪、淋上蜂蜜（依個人喜好加上黑胡椒）。

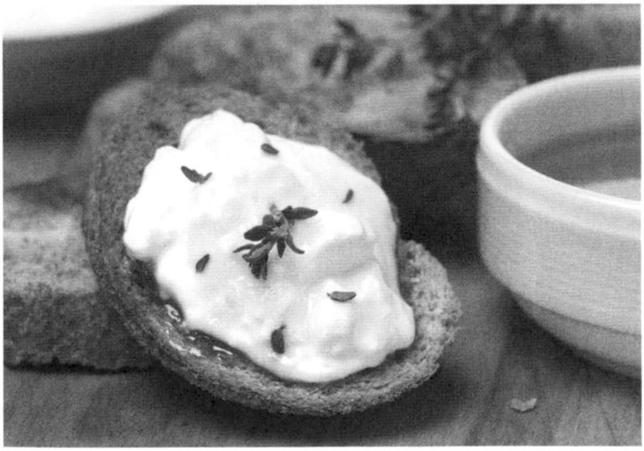

參考文獻

CHAPTER 1

Moor SC 等 Leisure-time physical activity and risk of 26 types of cancer in 1.44 million adults. *JAMA Intern Med.* 2016 年 176 卷 816-825 頁

Houmard JA 等 Fiber type and citrate synthase activity in the human gastrocnemius and vastus lateralis with aging. *J Appl Physiol.* 1998 年 85 卷 1337-1341頁

厚生勞動省統計協會編《圖說國民衛生動向二〇一八／二〇一九》二〇一八年 厚生勞動省統計協會出版

內閣府「關於東京奧運・殘奧的民意調查」平成二十七年度 https://survey.gov-online-go.jp/h27/h27-tokyo/zh/220.html

CHAPTER 2

Azuma K 等 Potential universal application of high-intensity interval training from athletes and sports lovers to patients. *Keio J Med.* 2017 年 66 卷 19-24 頁

Laursen P 等著 "Scence and application of high intensity interval training: Solutions to the programming puzzle" 2018 年 Human Kinetics, Inc 刊

體育科學中心編.《透過體育打造健康的運動病歷》1983 年　講談社出版

"HIIT YOUR LIMIT" Dr.Len Kravitz, APOLLO Publishers, 2018 年

CHAPTER 3

Gillen JB 等 Twelve weeks of sprint interval training improves indices of cardiometabolic health similar to traditional endurance training despite a five-fold lower exercise volume and time commitment. PLOS One. 2016 年 11卷 e0154075

Weston KS 等 High-intessity interval training in patients with lifestyle-induced cardiometabolic disease: a systematic review and meta-analysis *Br J Sports Med.* 2014 年 48 卷 1227-1234 頁

Choi HY 等 Superior effects of high-intensity interval training compared to conventional therapy on cardiovascular and psychological aspects in myocardial infarction. Ann Rchabil Med 2018 年 42 卷 145-153 頁

Robinson MM 等 Enhanced protein translation underlies improved metabolic and physical adaptations to different exercise training modes in young and old humans. *Cell Metab.* 2017 年 25 卷 581-592 頁

Miyamoto-Mikami E 等 Gene expression profile of muscle adaptation to high-intensity intermittent exercise training in young men. *Sci Rep.* 2018 年 8卷 16811.

Sim AY 等 High-intensity intermittent exercise attenuates ad-libitum energy intake. *Int J Obes* (Lond). 2014 年 38 卷 417-422 頁

Cassidy S 等. High-intensity interval training a review of its impact on glucose control and cardiometabolic health. *Diabetologia.* 2017 年 60 卷 7-23 頁

LaForgia J 等 Effects of exercise intensity and duration on the excess post-exercise oxygen consumption. *J Sports Sci.* 2006 年 24 卷 1247-1264 頁

Schaun G2 等 Acute effects of high-intensity interval training and moderate-intensity continuous training sessions on cardiorespiratory parameters in healthy young men. *Eur J Appl Physiol.* 2017 年 117 卷 1437-1444 頁

Kravitz L 著《HIIT YOUR LIMIT: High-intensity interval training for fat loss, cardio, and full body health》2018 年 Apollo Pub 刊

Maillard F 等 Effect of high-intensity interval training on total, abdominal and visceral fat mass: A meta-analysis. *Sports Med.* 2018 年 48 卷 269-288 頁

Trapp EG 等 The effects of high-intensity intermittent exercise training on fat loss and fasting insulin levels of young women. *Int J Obes* (Lond). 2008 年 32 卷 684-691 頁

Kelly EM 等 An evaluation of low volume high-intensity intermittent training (HIIT) for health risk reduction in over weight and obese men. *BMC Obes.* 2017 年 4 卷 17 頁

Vander Ploeg HP 等 Sitting time and all-cause mortality risk in 222 497 Australian adults. *Arch Intemn Med.* 2012 年 172 卷 494-500 頁

Biswas A 等 Sedenstary time and its association with risk for disease incidence, mortality, and hospitalization in adults: a systematic review and meta-analysis, *Ann Intern Med.* 2015 年 162 卷 123-132 頁

Shadyab AH 等 Associations of accelerometer-measured and self-reported sedentary time with leukocyte telomere length in older women. *Am J Epidemid.* 2017 年 185 卷 172-184 頁

Beddhu S 等 Light-intensity physical activities and mortality in the United States general population and CKD subpopulation. *Clin J Am Soc Nephrol.* 2015 年 10 卷 1145-1153 頁

Sperlich B 等 Prolonged sitting interrupted by 6-min of high-intensity exercise:circulatory, metabolic, hormonal, thermal, cognitive, and perceptual responses. *Front Physiol.* 2018 年 9 卷 1279 頁

Little JP 等 Low-volume high intensity interval training reduces hyperglycemia and increases muscle mitochondrial capacity in patients with type 2 diabetes. *J Appl Physiol.* 2011 年 111 卷 154-1560 頁

Liu JX 等 Effectiveness of high-intensity interval training on glycemic control and cardiorespiratory fitness in patients with type 2 diabetes: a systematic review and meta-analysis. *Aging Clin Exp Res.* 2019 年 5 卷 575-593 頁

Bliwise DL 等 Habitual and recent sleep durations: Graded and interactive risk for impaired glycemic control in a biracial population. *Am J Med.* 2017 年 130 卷 564-571 頁

Tasali E 等 Slow-wave sleep and the risk of type 2 diabetes in hurns. *Proe Natl Acad Sci USA.* 2008年 105 卷 1044-1049 頁

de Souza JFT 等 High-Intensity Interval Training Attenuates Insulin Resistance Induced by Sleep Deprivation in Healthy Males. *Front Plysiol.* 2017 年 8 卷 992 頁

Adamson SB 等 Extremely short-duration high-intensity training substantially improves the physical function and self-reported health status of elderly adults. *J Am Geriatr Soc.* 2014年 62 卷 1380-1381 頁

Ouerghi N 等 Effects of high-intensity interval training on body composition, aerobic and anaerobic performance and plasma lipids in over weight/obese and normal-weight young men. *Biol Sport.* 2017 年 34 卷 385-392 頁

Azalpour ME 等 Comparing interval and continuous exercise training regimens on neurotrophic factors in rat brain. *Plysiol Behav.* 2015 年 147 卷 78-83 頁

Freitas DA 等 High intensity interval training modulates hippocampal oxidative stress, BDNF and inlammatory mediators in rats. *Plysiol Behav.* 2018 年 184 卷 6-11 頁

Murawska-Cialowicz E 等 Crossfit training changes brain-derived neurotrophic factor and irisin levels at rest, after wingate and progressive tests, and improves aerobic capacity and body composition of young physically active men and wornen. *J Physiol Pharmacol.* 2015 年 66 卷 811-821 頁

Slusher AL 等 Impact of high intensity interval exercise on executive function and brain derived neurotrophic factor in healthy college aged males. *Pysiol Behav.* 2018 年 191 卷 116-122 頁

Kujach S 等 A transferable high-intensity intermittent exercise improves executive performance in association with dorsolateral prefrontal activation in young adults. *Neuroimage.* 2018 年 169 卷 117-125 頁

Domínguez Sanchéz MA 等 Acute effects of high intensity, resistance, or combined protocol on the increase of level of neurotrophic factors in physically inactive overweight adults: The BrainFit Study. *Front Physiol.* 2018 年9 卷 741 頁

Thum JS 等 High-intensity interval training elicits higher enjoyment than moderate intensity continuous exercise. *PLoS One.* 2017 年 12 卷 e0166299

Heisz JJ 等 Enjoyment for high-intensity interval exercise increases during the first six weeks of training: Implications for promoting exercise adherence in sedentary adults. *PLoS One.* 2016 年 11 卷 e0168534

Reljic D 等 Effects of low-volume high-intensity interval training in a community setting: a pilot study. *Eur J Appl Physiol.* 2018 年 118 卷 1153-1167 頁

Martinez N 等 Affective and enjoyment responses to high-intensity interval training in overweight-to-obese and insufficiently active adults. *J Sport Exerc Psychol* 2015 年 37卷 138-149 頁

Nielsen G 等 Health promotion: the impact of beliefs of health benefits, social relations and enjoyment on exercise continuation. *Scand J Med Si Sports.* 2014 年 Suppl 1卷 66-75 頁

Jackson SE 等 The influence of partner's behavior on health behavior change: the English Longitudinal Study of Ageing. *JAMA Inten Med.* 2015 年 175 卷 385-392 頁

CHAPTER 5

Sofi F 等 Adherence to Mediterranean diet and health status: meta-analysis. *BMJ.* 2008 年

337 卷 a1344

D'Alessandro A 等 Mediterranean diet pyramid: a proposal for Italian people. *Nutrients.* 2014 年 6 卷 4302-4316 頁

Shai I 等 Weight loss with a low-cabohydrate, Mediterranean, or low-fat diet, N Engl J Med. 2008 年 359 卷 229-241 頁

Ferrira GA 等 High-CHO diet increases post-exewcise oxygen consumption after a supramaximal exercise bout. *Braz J Med Biol Res.* 2016 年 49 卷 e5656.

Fukuba Y 等 The effect of dietary restriction and menstrual cycle on excess post-exercise oxygen consumption (EPOC) in young woman. *Clin Physiol.* 2000 年 20 卷 165-169 頁

Martinez-Lacoba R 等. Mediterranean diet and health outcomes: a systematic meta-review. *Eur J Public Health.* 2018 年 28 卷 955-961 頁

Malakou E 等 The combined effect of promoting the Mediterranean diet and physical activity on metabolic risk factors in adults: A systematic review and meta-analysis of randomised controlled Trials. *Nutrient* 2018 年 10 卷 pii: E1577

Marquis-Gravel G 等 Intensive lifestyle intervention including high-tensity interval training program improves insulin resistance and fasting plasma glucose in obese patients. *Prev Med Rep.* 2015 年 2 卷 314-318 頁

Dalzil C 等 Intensive lifestyle intervention improves cardiometabolic and exercise parameters in metabolically healthy obese and metabolically unhealthy obese individuals. *Can J Cardiol.* 2014 年 30 卷 434-440 頁

Álvarez-Pérez J 等 Influence of a Mediterranean dietary pattern on body fat distribution: Results of the PREDIMED-Canarias Intervention Randomized Trial. *J Am Coll Nutr.* 2016 年 35 卷 568-580 頁

Mozaffarian D 等 Changes in diet and lifestyle and long-term weight gain in women and men. *N Engl J Med.* 2011 年 364 卷 2392-2404 頁

Kim Y 等 Benefits of nut consumption on insulin resistance and cardiovascular risk factors: Multiple potential mechanisms of actions. *Nutriens.* 2017 年 9 卷 pii: E1271.

de Souza RGM 等 Nuts and Human Health Outcomes. A Systeratice Review. *Nutrients.* 2017 年 9 卷 pi: E1311.

Jackson CL 等 Long-term assorciations of nut consumption with body weight and obesity. *Am J Clin Nutr* 2014 年 Suppl 1 卷 408S-411S.

Saito E 等 Association of coffee intake with total and cause-specific mortality in a Japanese population: the Japan Public Health Center-based Prospective Study. *Am J Clin Nutr.* 2015 年101 卷 1029-1037 頁

Freedman ND 等 Association of coffee drinking with total and cause-specific mortality.N *Engl J Med.* 2012 年 366 卷 1891-1904 頁

國家圖書館出版品預行編目 (CIP) 資料

運動 1 分鐘等於 45 分鐘 ,HIIT 訓練全書 : 全世界醫生都矚目的劃時代運動法，一天 4 分鐘，讓你降三高、釋放疲勞、增強腦力、肌肉也會變結實 / 川田浩志著 ; 陳光棻譯 . -- 初版 . -- 臺北市 : 如果出版 : 大雁出版基地發行 , 2020.09
面； 公分
譯自 : 世界一効率がいい 最高の運動
ISBN 978-957-8567-64-1(平裝)

1. 運動健康 2. 健康飲食

411.7 109009690

運動 1 分鐘等於 45 分鐘，HIIT 訓練全書
——全世界醫生都矚目的劃時代運動法，一天 4 分鐘，讓你降三高、釋放疲勞、增強腦力、肌肉也會變結實
世界一効率がいい 最高の運動

作　　者——川田浩志
譯　　者——陳光棻
封面設計——萬勝安
責任編輯——汪佳穎、張海靜
行銷業務——王綬晨、邱紹溢
行銷企劃——曾志傑
副總編輯——張海靜
總 編 輯——王思迅
發 行 人——蘇拾平
出　　版——如果出版
發　　行——大雁出版基地
地　　址——台北市松山區復興北路 333 號 11 樓之 4
電　　話——02-2718-2001
傳　　真——02-2718-1258
讀者傳真服務——02-2718-1258
讀者服務信箱——andbooks@andbooks.com.tw
劃撥帳號——19983379
戶　　名——大雁文化事業股份有限公司
出版日期——2020 年 9 月初版
定　　價——380 元
I S B N——978-957-8567-64-1

SEKAIICHI KORITSU GA II SAIKO NO UNDO by Hiroshi Kawada, supervised by Kazuhito Fukuike

First published in Japan by KANKI PUBLISHING INC., Tokyo.

This Traditional Chinese edition is published by arrangement with KANKI PUBLISHING INC., Tokyo in care of Tuttle-Mori Agency, Inc., Tokyo through Future View Technology Ltd., Taipei.

如果